# 循证医学精要

## （第2版）

主审　徐厚谦

主编　胡继宏

编委　樊景春　靳利梅

　　　邢　新　颜　娟

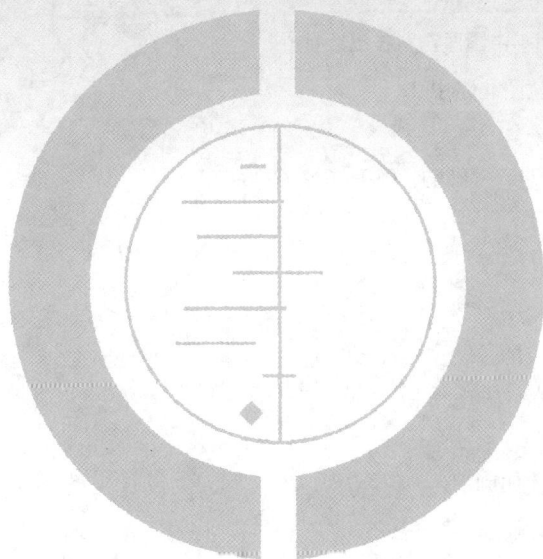

中国健康传媒集团

中国医药科技出版社

# 内 容 提 要

　　循证医学其基本理念是在医疗卫生工作中，以当前最佳的、可获得的临床研究证据为依据，进行科学的临床实践和卫生决策。全书分为 10 章，内容包括：绪论、证据的检索和利用、循证医学实践中常用的统计指标与方法、临床研究的基本原则与常用设计方案、临床研究证据的严格评价、诊断性试验的研究与评价、系统评价和 Meta 分析、临床实践指南、健康相关生存质量的研究与评价、循证医学与中医药学等内容，适用于临床医学、中医学、中西医结合、护理学等医学专业学生使用，也可作为临床医护工作者及其他人员学习的入门参考书。

**图书在版编目（CIP）数据**

循证医学精要/胡继宏主编 . —2 版 . —北京：中国医药科技出版社，2019.3
ISBN 978 - 7 - 5214 - 0821 - 8

Ⅰ . ①循…　Ⅱ . ①胡…　Ⅲ . ①循证医学 - 高等学校 - 教材　Ⅳ . ①R499

中国版本图书馆 CIP 数据核字（2019）第 032412 号

**美术编辑**　陈君杞
**版式设计**　友全图文

出版　**中国健康传媒集团** | 中国医药科技出版社
地址　北京市海淀区文慧园北路甲 22 号
邮编　100082
电话　发行：010 - 62227427　邮购：010 - 62236938
网址　www.cmstp.com
规格　787 × 1092mm $\frac{1}{16}$
印张　10¼
字数　190 千字
初版　2013 年 4 月第 1 版
版次　2019 年 3 月第 2 版
印次　2019 年 3 月第 1 次印刷
印刷　三河市百盛印装有限公司
经销　全国各地新华书店
书号　ISBN 978 - 7 - 5214 - 0821 - 8
定价　**33.00 元**

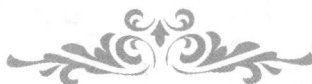

# 前　言

　　循证医学（Evidence – Based Medicine，EBM）是 20 世纪 90 年代兴起的一门新兴交叉学科，其强调医疗决策的科学化和成本效益的最优化，是医学领域的思维创新和模式创新。目前，循证医学已被医学界广泛接受，深刻影响了全球医疗卫生决策管理、临床实践、医学教育和研究的各个方面，是卫生行业从业者和医学生应该掌握的知识和技能之一。循证医学已成为医学发展史上的里程碑，被称为医学实践领域的基因组计划。

　　循证医学因需而生，因用而新。循证医学的基本理念是在医疗卫生工作中，应用最佳的、可以获得的科学证据指导实践工作。经过多年努力，循证医学在病因、诊断、治疗及预后研究等方面建立了一系列的科学原则和方法。循证医学快速发展的关键是多学科知识的兼容并蓄，其根本保障是对海量数据的科学处理。医学领域每年有大量的研究成果被发表，而这些以文献为主要载体的知识难以及时传播给医学实践工作者，阻碍了循证医学的贯彻和实施。循证医学和不同国家及地区的卫生实践需求相结合，将文献中基于最佳证据的医学知识及时且有效地转化为实践，有利于循证医学知识的转化和传播。

　　《全球医学教育最低基本要求》指出：医学生本科阶段应学会运用循证医学方法。循证医学知识体系涵盖了文献检索、临床流行病学和医学统计学等内容。目前，国内大多数医学院校都进行了不同形式、不同内容、不同课时的循证医学教育。教学实践证明，使学生了解循证医学的基本思想和理论，初步掌握循证医学的基本原则与方法，对于提高学生的学习能力和效率，进行终生自我学习，培养学生科学思维、批判性思维和创新能力具有不可替代的作用，从而为将来的专业发展奠定必要的基础。

　　随着医疗大数据、云计算、人工智能等技术的突破，文献数据库的不断更新和补充，新的评价原则出现等对循证医学有一定的影响。我们在教学实践过程中也发现原版教材存在知识结构不系统的问题，因此二版教材在一版教材基础上对部分知识老化、知识结构编排不合理的内容进行了修订、补充和完善。在内容上依然遵循精简、实用、重点突出、兼顾完整的原则。

　　由于循证医学仍然属于新兴学科，其学术发展日新月异，书稿中难免存在学术滞后、缺陷甚至错误，诚恳希望广大读者不吝指正，提出建议和要求，使本书不断修正、发展和完善。

编　者

2019 年 1 月

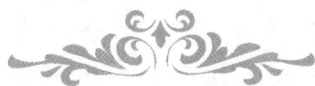

# 目 录

# 第一章  绪  论

## 第一节  循证医学的基本概念和特点

### 一、循证医学的基本概念

循证医学（evidence – based medicine，EBM）即遵循证据的医学，是国际临床领域近二十年来迅速发展起来的一种新的医学模式。

加拿大著名临床流行病学专家 Gordon Guyatt 和 David Sackett 在 2000 年版《怎样实践和讲授循证医学》（*How to Practice and Teach Evidence – Based Medicine*）中提出："慎重、准确和明智地应用当前所能获得的最佳研究证据，同时结合临床医生的个人专业技能和多年临床经验，考虑患者的价值和愿望，将三者完美地结合，制定出适合患者的治疗措施。"即强调最佳证据、专业知识和经验、患者需求三者的结合，并且指出三者缺一不可，相辅相成，共同构成循证思维的主体，这就是循证医学的三要素。医学的循证化要求临床医生从更多方面来把握疾病，把握医患关系。其结果是医生和患者形成诊治联盟，使患者获得最好的临床结果和生命质量。

在早期，循证医学主要应用于临床领域，解决临床各科治疗决策遇到的问题。随着循证医学的发展，人们逐渐意识到它的理念和方法不仅仅限于临床医学领域，更扩大应用到医学的其他领域，如预防医学、药学、社会医学、心理学、医学教育、医疗卫生决策、医疗保险、卫生事业管理等。因此，循证医学的内涵和核心思想也进一步得到延伸。

面对有限的卫生资源与公众日益对医疗卫生服务需求的提高之间的矛盾；日新月异的高新医学诊疗技术的出现及选择与医疗费用之间的矛盾；医学诊疗技术的进步与患者对临床疗效的期望及质量要求之间的矛盾，医学工作者身处矛盾的焦点，背负诸多压力，循证医学为平衡这些矛盾提供了有效的工具之一。循证医学通过系统地收集临床医学各领域开展的研究结果，进行全面、定性或定量的综合分析与评价，并以各种文字和电子出版物的形式发表结果，为临床医疗科研及医疗卫生决策提供可靠的科学依据。

### 二、循证医学的特点

循证医学是医学研究方法学，以临床流行病学的原则和方法指导和评价临床研究，从而极大地促进了临床医学的发展，不断地提高医疗服务质量。循证医学先进的理念和鲜明的特色，得到了医学界的充分肯定。其特点主要有以下几个方面。

**（一）重视高质量证据的产生**

重视证据是循证医学的核心。循证医学对医学研究证据质量的要求十分严谨，认为临床实践不能仅靠生理学、病理学、药理学等理论上的推论，而是以设计严谨、方法科学可靠的临床研究报告为指导。循证医学重视随机对照试验（RCT）的重要作用，强调随机、对照、盲法的临床研究的基本原则，认为这种研究方案是目前避免各种已知和未知因素影响的最佳设计方案，其研究结论更接近真值，更可靠，使医生在临床实践中能有证可循。

在循证医学理念的大力提倡下，近年来高质量的随机对照试验的数量迅速增加，提供了大量高质量的证据，使一些临床疑难问题得到了明确的答案，极大地推动了临床医学的发展。如2005年9月公布的ASCOT研究结果：在该项RCT研究中，共纳入了19257例高血压患者（所有患者同时伴有3项以上心血管危险因素），主要终点指标为非致死性心肌梗死及致死性冠心病事件。评价长效钙拮抗剂氨氯地平（必要时联合ACEI剂培哚普利）能否较以β受体阻滞剂阿替洛尔为基础（必要时联合噻嗪类利尿剂）的治疗提供更多的心脏保护作用。结果显示氨氯地平组血压控制优于阿替洛尔组，该试验确立了长效钙拮抗剂在高血压治疗中的重要地位。又如2008年公布的ACCOM-PLISH试验比较了两种不同的抗高血压复方制剂对致死性和非致死性心血管事件的影响（这是首个比较2种抗高血压联合治疗功效的临床试验），试验入选11400名年龄在55岁以上、收缩压≥160mmHg或当前正接受抗高血压治疗、有心血管、肾脏等靶器官损害的证据的患者。入选患者多数肥胖，超过60%患有糖尿病，入选前多接受过抗高血压治疗。超过70%的患者服用过两种或两种以上的抗高血压药物，其中37.5%的基线血压水平＜140/90mmHg。所有入选患者停止目前所服药物，随机接受氢氯噻嗪（HCTZ）/贝那普利（ACEI）或氨氯地平（CCB）/贝那普利复方制剂治疗。36个月后，血压水平明显改善，两个治疗组中超过75%的患者血压水平＜140/90mmHg。与氢氯噻嗪/贝那普利组相比，氨氯地平/贝那普利复方制剂组减轻发病率和死亡率达20%。这些高质量的研究结果都直接影响了临床治疗方案和用药的选择。

近年来中医药RCT研究日渐增多，《中医杂志》《中国中西医结合杂志》等临床论著类栏目主要刊登RCT研究文章。如中国冠心病二级预防研究（CCSPS）研究是一项多中心、随机、双盲、对照的临床试验，在中国19个省市自治区的65家临床协作医疗中心进行。该研究共纳入了4870例中国冠心病心肌梗死后患者，年龄为18～75岁，血脂轻中度升高。所有患者被随机分为血脂康组（$n = 2429$）和安慰剂对照组（$n = 2441$）。血脂康组患者口服常规剂量血脂康胶囊（红曲发酵产物，含有天然他汀及多种有益活性成分）1.2g/d。平均随访时间为4年，最长达7年。研究结果显示，在一定程度地调节血脂后，长期服用血脂康常规剂量可以有效减少中国冠心病患者再发冠心病事件45.1%，其中急性心肌梗死危险降低56%，非致死性急性心肌梗死危险降低60.8%，经皮冠状动脉介入术（PCI或CABG）需求减少33%，总死亡率降低33%，冠心病死亡率降低31%。且不良反应低。

系统评价（Systematic Review，SR）是针对某一临床研究的问题，尽可能收集各种公开发表与尚未正式发表的研究报告，用统一、严格标准对报告的研究质量进行客观评价，然后将质量达到一定标准的研究结果进行统计学合并分析（如系统评价、meta分析），在统计学分析的基础上再进行专业评价，最后得出简单、明确、重要的结论，供循证实践使用。该方法可以充分利用临床研究已经获得的信息，在较短时间内投入少量经费而获得具有重要临床实用价值的，可以影响医学卫生政策的结果，能产生重大的社会效益与经济效益，因此是循证医学界积极倡导的一种研究方法。Cochrane图书馆是循证医学协作网发布系统评价的数据库，适用于临床医生、临床科研和教学工作者、医疗卫生行政部门等有关人员。

**（二）规范对证据质量的评价和分级**

循证医学对证据质量的评价依据科学性、重要性和实用性原则建立了系统的证据质量评价体系，如评价RCT的Jadad量表、Consort报告标准等，使证据评价客观化和标准化，避免了证据评价受个人主观因素影响，不能统一评价结论的弊端。

循证医学根据证据的质量高低，建立了证据质量分级体系，如常用的"治疗性研究证据的质量分级"如下：

Ⅰ级所有随机对照试验（RCT）的系统评价（SR）

Ⅱ级单个大样本随机对照试验

Ⅲ级对照试验但未随机分组（CCT）

Ⅳ级无对照的系列病例观察

Ⅴ级专家意见

证据金字塔是"图解"医学证据。它没有等级标准，但它形象展现了医学研究证据的等级。见图1-1。

**（三）重视对证据的利用**

循证医学十分重视高质量证据的传播与利用，充分利用国际互联网在线数据库、光盘数据库及

图1-1 证据金字塔示意图

杂志、指南的优势，指导人们检索、利用最佳证据，及时指导临床实践。证据的用户非常广泛，包括政府、保险机构、研究单位、卫生技术评估、医生、患者等。

**（四）强调终点指标的作用**

传统的医学研究往往重视中间指标（次要指标或替代指标）的观察，如化验检查项目的变化、症状体征的改善等。而循证医学重视终点指标（结局指标）的变化，如

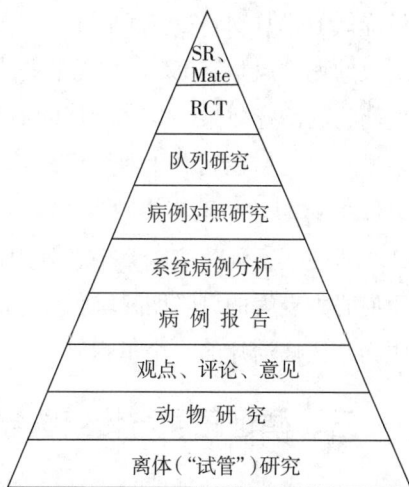

生存期、病死率、致残率、生命（生活）质量及其他严重临床结局事件，并认为仅通过中间指标评估临床结果是不可靠的，只有在被证实与重要临床结局具有相关性、并确定是由于治疗所带来的结果时才具有意义。

CAST（Cardiac Arrhythmia Suppression Trial）试验是一项随机化、安慰剂对照、国际性多中心的临床试验，其本意是验证如下假说：心肌梗死后长期用抗心律失常药物治疗将降低心律失常死亡率30%或以上。但结果却出人意料：CAST—I试验药物治疗组（恩卡尼、氟卡尼）虽有近期降低心律失常的效果，但远期（10个月后）心律失常死亡率和总死亡数均高于安慰剂对照组。CAST试验说明：心肌梗死后抗心律失常药物治疗可减少猝死、改善存活率的假设不成立。这一戏剧性的结果引起了心血管学界的震惊，完全改变了心肌梗死后发生复杂室性早搏治疗的态度和措施，成为"心律失常治疗的分水岭"。CAST试验也证明了大规模随机临床试验的重要性，其意义远远超出了试验本身；也说明仅观察中间指标是不完善的，终点指标的观察更具有意义。

DIG（the digitalis investigation group）试验是一项随机、双盲、安慰剂对照研究，观察地高辛对慢性心力衰竭的治疗作用，纳入6800例心衰患者，随访2年时的结果显示该药不影响死亡率，但能显著降低因心衰恶化住院的发生。

英国前瞻性糖尿病研究/糖尿病高血压研究（UKPDS/HDS）也是一项长期的、多中心、大样本、以终点指标作为主要评价指标的RCT研究，UKPDS纳入了4209例患者，观察时间为15年（1977～1991）中位数为11.1年，强力血糖控制较传统治疗明显降低HbA1c水平（7.0% vs 7.9%），而糖尿病相关性死亡风险（10%）和各种原因所致的死亡风险（6%）并无显著降低，所有用于加强治疗的降糖药并未显示出优于其他药物的治疗效果。与之相伴的HDS纳入1148例患者，观察时间中位数为8.4年，结果显示，严格控制血压使糖尿病相关性死亡率降低32%，使任何与糖尿病相关的终点事件减少24%，脑卒中减少44%，心肌梗死风险降低21%，所有大血管性并发症（包括心肌梗死，猝死，脑卒中和外周血管性疾病）的联合发生率减少34%。严格控制血压使心力衰竭的风险明显降低，降低幅度达56%（$P = 0.0043$）。这一研究结果的公布成为糖尿病治疗的一个里程碑。

## 三、循证医学与传统医学的区别

循证医学与传统医学有着重要的区别（表1-1）。这里所指的传统医学主要指传统的西方医学，也包括中医药学等传统民族医学。传统医学多以个人经验为主，医生根据自己的实践经验、高年资深医师的指导、教科书以及从医学期刊上获得的零散的研究报告为依据来处理患者。其临证实践的结果是：一些真正有效的疗法因不为公众所知而长期未被临床采用；一些实际无效甚至有害的疗法因从理论上推断或从非人体研究的结果判断可能有效而在长期、广泛地使用。循证医学的实践既重视个人临床经验，又强调采用现有的、最好的研究依据，两者缺一不可。这种研究的依据主要是指临床研究证据，而基础理论或动物实验等依据，只是在没有临床研究证据的情况下作为参考。一种治疗方法在动物身上或理论上的效果并不等于在患者身上的实际效果，而该实际效果需要临床试验予以证明。

表1-1 传统医学（经验医学）与循证医学的区别

| 比较类别 | 传统医学 | 循证医学 |
| --- | --- | --- |
| 证据来源 | 实验室研究或个人经验 | 临床试验 |
| 收集证据 | 不系统、不全面 | 系统、全面 |
| 评价证据 | 不重视 | 重视 |
| 判效指标 | 中间指标 | 终点指标 |
| 诊治依据 | 基础研究 | 最佳临床研究证据 |
| 医疗模式 | 疾病/医生为中心 | 患者为中心 |

# 第二节 循证医学实践

## 一、循证医学实践的步骤

EBM 指导临床实践时，最关键的内容就是根据临床所面临的实际问题，进行系统的文献检索，了解相关临床问题的研究进展，并对相关研究进行科学的评价，以获取最佳证据。

循证医学实践主要包括以下5个步骤。

### （一）提出拟解决的问题

提出明确的临床问题是循证医学实践的第一步。从临床实践中，发现有关疾病诊断、防治、预后、病因等方面的问题，确定问题所涉及的研究对象、采用的措施、可比较的方案、关心的临床结果以检索相关文献资料。循证医学要解决的问题往往是比较复杂、重要、深入且难以简单回答的问题。

### （二）检索有关医学文献

系统检索相关文献，全面收集证据是循证医学实践的第二步。根据第一步提出的临床问题，确定有关"关键词"并建立检索策略，应用电子检索系统和期刊检索系统，检索相关文献，从这些文献中筛选与所提问题关系密切的资料，以便分析评价。

### （三）严格评价证据

应用临床流行病学和循证医学评价文献的原则和方法，对收集到的文献进行严格评价，是循证医学实践的第三步。包括真实性、重要性和实用性三个方面做出具体评价，不同研究类型的文献资料有不同的评价方法。评价的结果将有三种：一是低质量的文献，当弃之不用；二是研究结果尚难定论，当作参考或待进一步研究和探讨；三是高质量证据，可根据临床具体情况，联系解决患者问题，用以指导临床决策。如果收集的合格文献有多篇，则可做系统评价，其结论则更为可靠。

### （四）指导临床决策

将最佳证据用于指导临床决策，服务临床是循证医学实践的第四步。但研究证据并不能取代临床判断，文献所获得的结果是所有研究对象的"平均效应"，由于具体的患者与临床试验中病例存在性别、年龄、并发症、疾病严重程度、病程、依从性、社会因素、文化背景、生物学及临床特征的差别，因此真实、可靠且具有临床价值的研究证据并不一定能直接应用于每一个医生主管的患者，医务人员必须结合临床专业知识、患者的具体情况、患者的选择进行综合考虑，作相应的调整，遵循个体化治疗的原则。将最佳证据、患者的价值取向和具体的医疗环境三个方面相结合。

### （五）后效评价

通过对患者循证决策付诸实施的临床实践，必然会有成功或不成功的经验和教训，临床医生应进行具体的分析和评价，认真总结，以从中获益，达到不断提高学术水平和医疗质量的目的。对于尚未或难以解决的问题，将为进一步的研究提供方向。研究证明进行循证实践也是自身继续教育，提高临床能力的一种良好方法。

## 二、循证医学实践的意义

### （一）促进医学思维的变迁

在临床医疗实践中，对患者的诊治决策，都应建立在最新的科学依据（证据）基础之上。这就意味着临床医生的专业技能应该与系统评价所获得的最佳成果（证据）有机地结合，用以指导临床诊治实践。这就是科学的态度和科学思维。

传统医学是以经验医学为主，根据医师个人的经验，结合一定的检验结果，做出诊断并进行治疗。对较为复杂的疾病，同样的患者、同样的化验结果，不同的医师就有不同的诊断、不同的处理方法。即使诊断相同，处理用药各有所好。都可以说自己的方法最好，到底是不是真正的最佳选择，谁也难以提出有力的证据。循证医学模式强调，临床医师经验和医疗条件要结合临床研究证据，来选择最佳方案处理患者，因为这个"最佳方案"是应用最好的临床科研设计方案，通过严谨的临床研究或系统评价得出的，这是建立在成千上万病例基础上的研究结果。

### （二）促进临床医生业务素质的提高，紧跟科学发展水平

随着社会、经济和科学技术的发展，临床医学也不断迅速发展，每天都有大量医学论文发表，治疗方案方法更是日新月异。据统计，全世界每年有200多万篇医学论文发表在22000多种生物医学杂志上。由于医学专业数据库的发展和完善，获得资料已不困难，难的是要从大量的信息中高效迅速地得到所需要的知识。循证医学提供了一个高效评价与选择的工具，利用循证医学的方法，会更快捷地了解重大的新的医学研究进展并应用于医疗实践，为患者提供最佳的医疗服务。

《中国医学本科教育标准（草案）·毕业生应达到的基本要求》指出："医学毕业

生作为一个医学从业人员，能否在日新月异的医学进步环境中保持其医学业务水平的持续更新，取决于医学毕业生在校期间是否掌握了科学的方法、是否获得了终身学习的能力。"只有掌握循证医学的理念和方法，通过终身学习，不断进行知识的自我更新，才能跟上医学发展前沿。

**（三）促进临床科学发展，提高医疗服务质量**

医院的医疗水平与医务人员的知识与技术是密切相关的。知识更新，引进新技术、新疗法是提高医院医疗水平及医院赖以生存所必需的因素。但是怎样才能学到真正有效的新疗法、新技术呢？这还是要从学习、开展循证医学做起，提高医务人员水平，才能提高整个医院的医疗水平。

**（四）促进卫生技术决策科学化**

在医疗管理、卫生决策中应用最佳的研究证据，可促进管理决策的科学化，充分合理地利用资源，避免资源浪费。

**（五）发掘临床难题，促进临床研究**

循证医学在心血管疾病防治方面的应用堪称典范：高质量的 RCT、SR 报告不断发表，直接影响着诊疗指南、治疗方案的制定和临床用药的选择，提高了医疗服务质量，并根据新发现的问题，开展新的临床研究，不断引领医学发展。

**（六）有利于患者保障自身权益**

循证医学协作网将最佳证据通过互联网以科普形式公开发布，任何人都可检索查询，有利于患者监督医疗，保障自身权益。

Dr. Sackett 对循证医学实践者的要求总结为：①必须作踏实的临床基本训练，正确地收集病史、查体和检验，掌握患者的真实情况，方能发掘临床问题；②必须将循证医学作为终身自我继续教育，不断丰富和更新知识；③保持谦虚谨慎，戒骄戒躁；④要有高度的热情和进取精神，否则就要成为临床医学队伍的落伍者。

## 三、循证医学的产生和发展

循证医学的产生是社会和科学发展的需要和必然，循证医学的产生和发展又促进了社会和科学的进一步发展，其产生和发展的背景条件包括：

**（一）疾病谱的改变**

20 世纪中叶以后，随着科学技术的进步和社会发展，危害人们健康的疾病谱发生了明显变化，传染性疾病和营养缺乏性疾病得到有效控制，而恶性肿瘤、心脑血管疾病等慢性非传染性疾病成为危害人民健康的主要疾病。这些多因素疾病的治疗也就变成以综合性治疗为主，针对单一发病机制的特异性治疗方法只能取得一定程度的疗效，而不能在短时间内获得像急性传染病或营养缺乏性疾病那样神奇的疗效，传统的研究方法不能解决面临的新的问题。

## （二）随机对照试验的产生

综合性治疗中，每一种干预措施可能都只产生很小的疗效，因此对其评价就必须要借助特定方法。1948 年，英国人进行了人类第一项链霉素治疗结核病的随机对照试验（RCT），结果证实链霉素疗效非常好。如此确切的疗效，再加上严格的研究方法，使其结果很快得到公认。从此，RCT 被确立为评价临床疗效的最有效方法，被称为疗效评价的"金标准"。

实践证明，对慢性疾病的疗效评价需要开展大样本、多中心的 RCT，大规模的 RCT 研究随即迅速发展，并作为一种临床科研方法和标准被广泛接受。世界范围的临床随机对照试验的数目在不断增加，其中不乏国际性、大规模、多中心试验，观察病例数以万计，观察时间长达数年，最长达 20 年。但是，这种试验所需的人力、财力和时间往往超过一个单位的承受能力，大多数单位没有条件做大规模 RCT，而是以完成小样本的临床试验为主。小样本研究尽管都是 RCT 报告，不同研究者针对同一个问题得出的结果可能大相径庭，而每项 RCT 都号称是最高级别的证据，都是权威专家做出来的。面对各不相同的结果，临床医师应该相信谁？类似的问题越积越多，因此相应的方法学也应运而生。

## （三）Meta 分析

Meta 分析是 1976 年由心理学家 Glass 首次提出的统计学方法，并首次将其运用于教育学研究领域中对多个研究结果的综合定量分析。后来，这一研究方法被应用于医学领域，并日益受到重视。Meta 分析是建立在全面、系统地对文献进行检索和质量评价的基础上，将多个设计和操作规范的小样本试验联合起来，用特定的统计方法定量分析（即 Meta 分析），得出比较全面、真实的综合性结论，类似于大样本多中心临床试验。20 世纪 80 年代之后，Meta 分析取得一大批成果并作为可靠的证据，使循证医学有证可循。

## （四）计算机和网络技术

计算机和网络技术是 20 世纪科技发展的重要标志之一，计算机和网络技术、专业数据库的建立、国际 Cochrane 协作网和世界各国 Cochrane 中心网的建立与发展，为临床医生快速地从网络中获取循证医学证据，提供了现代化技术手段。

## （五）临床流行病学的不断发展

流行病学是产生于 16 世纪的一门医学科学，19 世纪中叶将统计学原理与方法引入到疾病的发生与防控研究领域，至 20 世纪 50 年代，这门学科得到了极大的发展和丰富，相继分化出了多门学科，如遗传流行病学、分子流行病学、血清流行病学等，而临床流行病学就是脱胎于流行病学、指导临床医生开展临床医学科学研究的方法学学科，至 70 年代后该学科的研究方法迅速发展并日益成熟，为临床各学科开展科学研究提供了方法学保证，相继出现了大量研究成果。如何评价和利用这些成果？临床流行病学初步形成了评价研究结果的原则，完善了系统评价，成为循证医学的基础。在临床流行病学指导下完成的大量研究成果也为开展循证医学提供了高质量证据的来源。

### （六）循证医学协作网的建立

牛津大学著名流行病学家和内科医生 Archie Cochrane 在 70 年代末期提出，应该按照人类共同关心的大病种、大疗法收集全世界范围内质量可靠的 RCT，进行综合分析，以便评价这些大病种的大疗法是否真正有效。他用自己的资金启动和资助了最早的研究，包括系统收集产科专业的临床对照试验，并建立了产科专业临床试验数据库。加拿大临床流行病学专家 David Sackett 教授于 1992 年首先提出循证医学（EBM）这一概念，1993 年在英国成立了"循证医学协作网"（The Cochrane Collaboration，CC），这是一个国际性的非营利的民间学术团体，旨在通过研究、制作、保存、传播和更新系统评价提高医疗保健干预措施的效率，帮助人们制定遵循证据的医疗决策。目前已在全球 13 个国家建立了 14 个循证医学中心。

循证医学的概念自 20 世纪 90 年代后期引入中国，1997 年 7 月在华西医科大学附属第一医院（现为四川大学华西医院）成立中国循证医学中心。1999 年 3 月正式注册成为 Cochrane 协作网的一个中心，为循证医学在中国的普及和研究起到了极大的推动作用，尤其在中医药领域开展循证医学相关研究做出了突出的贡献。目前我国主要城市已经建立了多个循证医学中心或研究所，多数医学院校为研究生、本科生开设了循证医学的课程。

### （七）大数据时代的循证医学

循证医学作为一门研究证据的科学，其证据决策思想在大数据时代迎来了发展的契机，研究起点从证据前移至数据。大数据在生产证据、总结加工整合证据、应用证据三个阶段发挥积极作用，证据将更加客观、公正、可靠、透明并得到全新应用。

大数据的出现改变了医学数据采集、管理和分析的方式，为医学研究和证据制作带来便利，也促进了中医等替代医学和补充医学的发展。大数据和云计算时代的到来，将推进循证医学的研究和发展，为其提供深度学习等先进手段，从而提高循证医学证据分析与决策支持的效率，促进了循证医学在医学各领域更加广泛地应用和推广

# 第二章 证据的检索和利用

计算机技术和互联网技术的迅猛发展为循证医学证据的检索提供了检索范围广、内容新、检索入口多和用户使用方便等条件，为实践循证医学带来了许多机遇。提出临床问题后检索科学证据，应根据问题的相关关键词制定准确而全面的检索策略，进行文献检索，获得国际上有关的最新研究证据。证据及其质量是循证医学的核心之一，如何获取高质量的临床证据，是循证医学必须探讨的主要内容。

## 第一节 医学文献检索概述

在当今知识爆炸的时代，临床医学研究突飞猛进，日新月异，临床医师在完成繁重的临床工作同时，还要及时掌握本学科的新进展、新研究结果。因此，如何在信息的海洋中既系统、全面而又快速、有效地获取所需要的临床医学研究文献，掌握快速阅读和正确评价临床医学文献的基本原则和方法并将真实、有价值的文献应用于临床医疗实践、科研和医学教育中，是临床医务工作者、科研人员必备的基本技能。

### 一、检索的分类

根据检索方法的不同，分为人工检索和计算机检索。计算机检索包括数据库、光盘及互联网在线检索。

### 二、医学证据的分类

#### （一）按研究问题分类

医学研究问题主要有病因、诊断、治疗和预后等方面的问题。研究证据按照研究问题可分为：病因学研究证据、诊断学研究证据、治疗学研究证据和预后性研究证据等。

**1. 病因学证据**

病因学是研究致病因素作用于人体，在内、外环境综合作用下，导致人体发病及其发病机制的科学。危险因素指可以使疾病发生概率增高的因素，病因必须要符合时间的先后关系。

**2. 诊断学证据**

诊断学问题是探讨诊断疾病的实验与方法。临床工作中对疾病的正确诊断甚为重要，为了提高医师的诊断水平，不仅需要研究高水平的诊断方法，而且需要对诊断性试验的临床价值进行科学的分析与评价。

**3. 治疗学证据**

治疗学研究的目的是评估防治性措施的效果与安全性。其中基础研究是发现新治疗技术的基础。

**4. 预后性证据**

预后是指在疾病发生后，对疾病未来病程结局（痊愈、复发、恶化、伤残、并发症和死亡等）的预测和估计。

**（二）按研究方法分类**

医学文献按研究方法分为原始研究证据（Primary research evidence）和二次研究证据（secondary research evidence）

**1. 原始研究证据（Primary research evidence）**

即原始文献（original article），是作者根据自己的工作实践经验和科研成果写成的原始论文，包括期刊论文、研究报告、学术会议论文和学位论文等。

**2. 二次研究证据（secondary research evidence）**

即围绕某一研究问题，将全部原始研究证据进行严格评价、整合和分析所得出的综合性结论，是对原始研究证据二次分析后得到的证据。常用的二次研究证据主要包括综述、系统评价和 Meta 分析等。

**（三）按文献获得渠道分类**

按照文献获得的渠道可将证据分为公开发表的研究证据和灰色文献。

**1. 公开发表的研究证据**

公开发表的研究证据是指通过网络信息检索或是手工检索获得的文献，是报道研究结果并公开发表的书面报告。可通过系统的对数据库资源进行检索而获取围绕某一研究问题的公开发表的研究证据。

**2. 灰色文献**

灰色文献一般指非公开出版的文献，也有学者将灰色文献定义为介于正式发行的白色文献与不公开出版并深具隐秘性的黑色文献之间，虽已出版但难以一般方式获得。灰色文献品种繁多，包括非公开出版的资料、学位论文；不公开发行的会议文献、科技报告、技术档案；不对外发行的企业文件、产品资料、工作文件等。虽然有的灰色文献的信息资料并不成熟，但所涉及的信息广泛、内容新颖和见解独到，因此具有特殊的参考价值。

## 三、证据检索的特点

循证医学的证据检索有如下特点：

1. 以计算机检索为主，手工检索为辅；

2. 注重检索的科学性；

3. 需要制定严谨的检索策略，系统查找文献；

4. 注重检索的全面性；

5. 重视对文献的方法学评价。

# 第二节　科学证据的来源

随着现代信息和网络技术的发展，有关临床医学研究的证据大量涌现，比比皆是，可来源于杂志、会议文集、专著、网站、电子数据库（包括光盘）、电子邮件以及政府文件等各类出版物等等。但为节省时间，在循证医学中，尤其是我国开展的循证医学实践中，可集中于重要的少数几种来源进行查寻。现将这几种主要来源做以介绍。

## （一）MEDLINE 数据库

MEDLINE（Index Medicus Online）是美国国立医学图书馆（The National Library of Medicine，NLM）开发的当今世界上最具权威性的文摘类医学文献数据库之一，是目前国际上医学界最常用的研究信息来源。MEDLINE 收录了自 1966 年以来世界上 70 多个国家 4000 多种生物医学期刊上发表的论文的题录或文摘，其中大约有 75% 的文献为英文文献，文献来源以美国为主。其中，收录的中文医学杂志有四十余种。目前 MEDLINE 的记录数已经超过了 2800 多万条，覆盖了基础医学、临床医学、护理学、牙科学、兽医学、卫生保健、营养卫生、职业卫生、卫生管理等。数据库只提供部分全文，大多数文献都带有英文文摘（1975 年以前的文献无文摘）。除光盘以外，目前在互联网上可以直接由 Pub Med 的网址（http：//www. ncbi. nlm. nih. gov/pubmed/）免费检索到。

## （二）EMBASE 数据库

EMBASE 数据库是全球最大、最具权威性的生物医学与药理学文摘数据库，以及全球最大的医疗器械数据库。Embase 因在荷兰出版，又名"荷兰医学文摘"。Embase 包含全部 Medline 的内容，目前共有 3200 余万条记录。共收录来自 95 个国家的 8500 种期刊，其中 2900 种期刊在 Medline 中检索不到。此外，还收录 230 余万条会议摘要，其中 7000 余条摘要是自 2009 年起新增的。Embase. com 是爱思唯尔（Elsevier）推出的针对生物医学和药理学领域信息所提供的基于网络的数据检索服务。该文献库的重点是药物和药学，与药物有关的内容超过 40%，同时包括健康政策、药物和酒精依赖、心理学、法医学以及污染控制等人类医学的其他方面。网址：http：//www. embase. com/。

## （三）Cochrane 图书馆（Cochrane Library）

Cochrane 图书馆（Cochrane Library）：由国际 Cochrane 协作网建立。Cochrane 图书馆是关于医疗卫生干预措施效果的可靠、最新的主要信息来源。21 世纪医疗卫生的发展，不仅依赖于个人的医疗技术，而且取决于医生、患者和政策制订者对所采用的每种干预措施效力的最佳信息。Cochrane 图书馆通过提供这些信息和证据，以支持医疗卫生的决策，故已成为国际上十分重要的研究证据库。网址：http：//www. theco-chranelibrary. com.

Cochrane 图书馆有七个独立数据库。其中五个提供循证医学信息，另外两个为研究方法的信息。现简述如下。

①系统综述数据库（The Cochrane Database of Systematic Reviews，CDSR）

CDSR 包括两种文档：Cochrane 综述和 Cochrane 方案。Cochrane 综述指在医疗卫生领域对于某种干预措施的总体效果系统综述的全文。这些系统综述的证据，均来自许多临床试验，且经过了筛选和质量评价，从而达到偏倚最小化。

Cochrane 方案提供现在正在进行（尚未完成）的系统综述信息，其概述了系统综述的研究背景、基本原理及拟采用的方法。刊登这些方案的目的，在于征求对其整体计划以及可能发生的错误和疏忽的建议。

②疗效评价文摘库（The Database of Abstracts of Reviews of Effects，DARE）DARE 包含了科学文献中高质量系统综述的结构化摘要，它还包含了其他综述的参考文献，后者能提供有用的背景信息。DARE 收录的综述来源和方法为：检索主要的医学杂志、书目型数据库以及"灰色"文献，然后将其中综述了有关医疗保健干预的文献收录。因为所有系统综述作者均根据特定的指导原则，且在综述撰写过程中引入独立的检索程序，故此数据库综述的质量得到了保证。但 DARE 不包括原始文献的全文。

③临床对照试验注册资料库（Cochrane Central Register of Controlled Trials，CEN. TRAL）CENTRAL 是关于临床对照试验的书目型出版物。此数据库包含已经发表或尚未发表文章的详细信息，包括文章标题、发表的刊物以及大部分文章的摘要，但不包括原文全文。CENTRAL 来源包括四个方面：MEDLINE，EMBASE，手检结果和特殊注册，其中五分之三来自 MEDLINE。

④Cochrane 方法学综述数据库（the Cochrane Database of Methodology Reviews，CDMR）　CDMR 包括 Cochrane 方法学综述和方案。Cochrane 方法学综述是关于方法学研究的全文。Cochrane 方法学方案则介绍正在进行的方法学综述的背景和基本原理。

⑤Cochrane 随机对照临床试验方法学注册数据库（the Cochrane Methodology Register，MCMR）

⑥卫生技术评价数据库（The Health Technology Assessment Database，HTA）

⑦医疗卫生干预经济学评价数据库（The NHS Economic Evaluation Database，NHS EED）

此外，Cochrane 图书馆包括关于 Cochrane 协作网及其组成的详细信息。Cochrane 图书馆数据库每年以 CD 盘及网络的方式分别在 1 月、4 月、7 月、10 月出版 4 次。系统综述的摘要则可在互联网上免费查阅，网址：http：//www. cochrane. org。

**（四）中国知网（CNKI）**

国家知识基础设施（National Knowledge Infrastructure，CNKI）工程始建于 1999 年

6 月，是由清华大学、清华同方发起，旨在实现全社会知识资源传播共享与增值利用，CNKI 的网址为 http：//www. cnki. net。

2012 年，CNKI 推出了知识发现网络平台，主要由中国学术期刊网络出版总库（CAJD）、中国博士学位论文全文数据库（CDFD）、中国优秀硕士学位论文全文数据库（CMFD）、国内外重要会议论文全文数据库、中国重要报纸全文数据库（CCND）、中国年鉴网络出版总库、中国专利数据库等，涵盖期刊、博硕士论文、会议论文、报纸、外文文献、年鉴、百科、词典、统计数据、专利、标准、工具书等多种类型的资源。

**（五）中国期刊全文数据库（CJFD）**

中国期刊全文数据库（CJFD）：是目前世界上最大的连续动态更新的中国期刊全文数据库，积累全文文献 800 万篇，题录 1500 余万条，分九大专辑，126 个专题文献数据库。国内公开出版的 6100 种核心期刊与专业特色期刊的全文，1994 年至今，6100 种全文期刊的数据完整性达到 98%，CNKI 中心网站及数据库交换服务中心每日更新。覆盖理工 A（数理化天地生）、理工 B（化学化工能源与材料）、理工 C（工业技术）、农业、医药卫生、文史哲、经济政治与法律、教育与社会科学、电子技术与信息科学。其中医药卫生专辑收集了 200 余万篇论文，来自 750 余种医药卫生期刊和 500 余种相关期刊，还包括了国内 430 余种报纸有关文章和研究生学位论文及重要会议论文。医药卫生专辑覆盖了基础、临床和预防医学、中医药学以及医院管理、医疗设备、教学、科研等领域。网址：http：//www. cnki. net/。

**（六）万方数据知识服务平台**

万方数据知识服务平台是由万方数据公司开发的综合性全文数据库，集纳了理、工、农、医、人文五大类，70 多个类目，共 4529 种万方数据科技类期刊全文。万方医学网独家收录了中华医学会系列杂志、中国医师协会期刊等在内的二百多种国内最优秀的医学期刊，收录近千种医学专业期刊。网址：http：//www. wanfangdata. com. cn/。

**（七）中国中医药数据库**

由中国中医科学院中医药信息研究所 1984 年建立，目前数据库总数 40 余个，数据总量约 110 万条，包括中医药期刊文献数据库、疾病诊疗数据库、各类中药数据库、方剂数据库、民族医药数据库、药品企业数据库、各类国家标准数据库（中医证候治则疾病、药物、方剂）等相关数据库。网址：http：//cowork. cintcm. com/engine/windex. jsp。

**（八）中国生物医学文献数据库（China Biology Medicine disc，CBMdisc）**

CBM 是由中国医学科学院医学信息研究所于 1994 年研制开发的综合性中文医学文献数据库，收录 1978 年以来 1600 余种中国生物医学期刊，以及汇编、会议论文的文献记录，总计超过 400 万条记录，年增长量约 35 万条。学科涉及基础医学、临床医学、预防医学、药学、中医学以及中药学等生物医学领域的各个方面，是目前国内医学文献的重要检索工具，是生物医学中外文整合文献服务系统。网址：http：//

www. sinomed. ac. cn/。

## （九） 美国内科医生学会杂志编汇（ACP Journal Club，ACPJC）

美国内科医生学会杂志编汇是自 1991 年开始发行的双月刊，且有光盘（ACPJ-COD）出售。编辑室设在 McMaster 大学临床流行病学和统计学教研室。现在的网址为：http：//www. acpjc. org。

ACPJC 为二次出版物。其内容选自国际上 100 多种权威临床杂志。首先按明确的临床流行病学标准，对这些杂志有关疾病的病因、诊断、临床转归、预防和治疗以及卫生经济学与继续教育干预试验等等方面的优秀论文和系统综述进行筛选，并取其精华改写成"结构式摘要（structured abstracts）"：包括目的、方法、结果和循证结论。然后请该领域掌握临床流行病学理论的高级临床专家对每篇所选论文的内容、方法和结果的应用价值做出精辟的评论。

## （十） 其他医学检索引擎

1. OMNI（organizing medical networked information）是查询医学、生物医学、辅助医学、卫生管理及相关主题的网络资源的门户网站。网址：http：//omni. ac. uk. /。

2. CliniWeb 目的是为了简便快捷地获取互联网上的生物医学信息，重点是医疗卫生专业人员和学生所需要的信息。它按照 MeSH 医学主题词疾病和解剖的分类，将信息分类。网址：http：//www. ohsu. edu/cliniweb/。

3. Medfinder 自称为"网络医学图书馆管理员"，它可以用临床术语进行检索，还支持图像、心电图和 X 光片的检索。网址：http：//www. netmedicine. com/medfinder. htm。

4. Healthfinder 是一个由美国政府建立的卫生信息资源库。网址：http：//www. healthfinder. org/default. htm。

# 第三节　文献的检索步骤

医学文献检索的基本步骤可分为：①提出临床问题；②确定要检索的重要问题；③选择合适的检索数据库；④制定检索策略；⑤评价、总结检索结果；⑥检索不满意则重新选择合适的检索数据库或调整检索策略；⑦应用研究证据。

## 一、问题的提出

循证医学遵循的是临床个体治疗的原则，解决的是患者具体的临床问题。临床遇到的问题大致可分为"背景问题"和"前景问题"两种。

**1. 背景问题和结构**

背景问题是关于疾病一般知识的问题，可涉及人类健康和疾病的生物、心理及社会因素等。背景问题通常包括两个基本成分，即

①问题词：（谁、什么、怎样、何时、何处、为什么）+ 动词

②一种疾病或疾病的某个方面

例："我患的是什么病？""我怎么会患这种病？""什么引起发热？"

### 2. 前景问题和结构

前景问题是关于处理、治疗患者专门知识的问题，也涉及与治疗有关的患者的生物、心理及社会因素等。前景问题通常包括四个基本成分，即

①患者和/问题。应包括患者的诊断及分类。

②干预措施（包括一种暴露因素、一种诊断试验、一种预后因素或一种治疗方法等）

③对比措施（与拟研究的干预措施对比的措施）

④重要的临床结局

例：一位 65 岁男性患者，右侧肢体无力伴言语不清 20 小时入院，急诊 CT 排除颅内出血。有高血压史 10 年。医生诊断脑梗死。我们知道对该患者（脑卒中）治疗的主要目的是降低死亡率和残疾。家属提出问题"是否应该使用抗凝治疗？"对这个临床情况可以形成以下 2 个问题，即

①抗凝剂对脑卒中患者有效吗？

②用抗凝剂与不用抗凝剂相比能否降低急性缺血性脑卒中患者的死亡和残疾风险？

通过对这两个问题的辨析，很明显第 2 个问题更完整，构建的也更好。

## 二、检索策略的建立

### 1. 分解词汇

带着解决患者特定临床问题而检索文献，采取 PICO 策略进行检索，将临床问题分解为几个独立的词汇，即

"P"：为 patient（患者）或 population（群体）的缩写，表示他（她）或他们患的是什么病、存在什么临床或防治需要解决的问题。

"I"：为 intervention（干预措施）的缩写，表示根据患者存在的临床问题，我们拟探求使用的干预措施是什么。

"C"为 comparison（比较）的缩写，表示拟探求使用的干预措施的对照比较措施是什么？

"O"为 outcome（结果）的缩写，表示拟探求使用的干预措施最终的结局是什么？

由于所需检索的临床问题各具特点，检索者也可不必将关注的问题均解析为上述 4 项，也许只需 2~3 项，有时还需要从研究类型（S，Study design）的方面进行关注。

### 2. 词汇转化

参考要检索的数据库词典，选择与已分解的独立词汇最适合的词汇进行转化。目前最常用的计算机检索的数据库为 MEDLINE 数据库，使用的检索词汇为美国国立医学图书馆编制的医学主题词（MeSH）。我国有中国医学主题词表和中医药学主题词表。

### 3. 词汇组合

构造检索式需要使用检索系统规定或容许的符号（运算符），并用于连接已确定的

检索词。用于各检索系统的检索式常使用布尔逻辑运算符 AND（和），其作用为减小检索范围，提高查准率；OR（或），其作用为扩大检索范围，提高查全率；NOT（非），其作用减小检索范围，提高查准率。布尔运算是检索系统中应用最广泛的技术。A AND B 表示 A 和 B 所代表的数据集相交的部分；A OR B 表示检索将包含 A 和 B 两个检索词所代表的数据集的所有部分；A NOT B 表示检索结果将满足 A 但去除 B 的部分，使用 NOT 运算符可以筛掉不想要的结果。用图示表达见图 2 - 1（图中黑色充实的部分代表检索结果）。

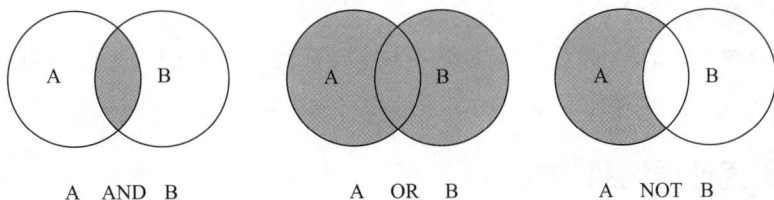

A AND B          A OR B          A NOT B

图 2 - 1

### 4. 检索的限定

数据库为检索者提供了很多检索限定项目，可根据需要选择，如出版年限、出版类型、语言等。

根据检索策略检索文献后，要进行文献的筛选。首先，据检索出的引文信息如题目进行初筛，然后根据摘要筛除明显不合格的文献，最后对肯定或不能肯定的文献查出全文再进行筛选，对可能合格的文献逐一阅读，这样可以减少时间的浪费。图 2 - 2 是对文献筛选的示意图。

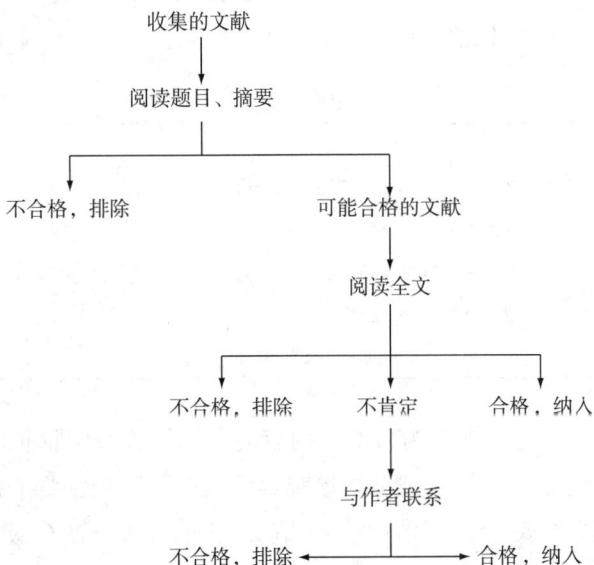

图 2 - 2　文献检索的步骤

此外，证据的检索应尽可能地检索和获取任何语言发表的、符合纳入标准的文献，原则上不应当有语言限制。有关时间限制问题，除非知道某一研究仅仅在某个特定时间内才会涉及才予以考虑。例如，干预措施仅在某一时间点后才被应用。不提倡限制文献的类型，例如不提倡排除来信，因为来信可能包含重要的实验早期报告的相关信息或是尚未在任何地方报道的实验信息。

# 第四节　研究证据的科学性和可靠性

由于时间宝贵，在检索文献时应首先查阅和获取当前科学性最强的证据，并对其可靠性进行评价。故先对研究证据的科学性和可靠性作介绍。

## 一、研究证据的科学性

按照产生证据的研究方法，目前大致将研究证据分为五级（表 2 - 1）。科学性最强的一级证据，来自汇总许多个临床实验性研究（如 RCT）的系统综述或 Meta 分析（定量系统综述），但因为系统综述或 Meta 分析需要许多实验性研究的累积，需历经几年甚至十几年、几十年时间，故对设计、实施和分析均很规范的单项或多项实验性研究的结果，其把握度（power）很高，即假阴性率（统计学上第二类错误）很低，则亦可视为一级证据。

一般的随机实验性研究结果即为二级证据。三级证据来自两个方面：①观察性研究中的分析性研究如队列研究和病例对照研究；②有对照但非随机的实验性研究，如非随机对照或前后对照试验。四级证据为非分析性的观察性研究，如描述性研究。科学性最差的证据——五级证据为病例报告和专家经验。

表 2 - 1　研究证据科学性分级

| 级别 | 证据来源 |
| --- | --- |
| 1 | ①系统综述或 Meta 分析；②规范且把握度很高的实验性研究（RCT） |
| 2 | ①规范的 RCT；②把握度低的 RCT |
| 3 | ①规范的非随机对照试验或前后对照试验；②队列研究；③病例 - 对照研究 |
| 4 | 规范的其他观察性研究 |
| 5 | ①病例报告和临床实例；②专家评述和意见 |

国外有些文献将研究证据分为四级，内容略有不同：一级证据为系统综述和单项高质量的 RCT；二级证据为 RCT 或分析性观察性研究；三级证据为病例报告和系列病例报告；四级证据为专家意见。相比之下，表 2 - 2 的五级分法分级更细，涵盖内容更多，科学性要求更高。

由于临床医生往往同时兼顾医疗、教学和科研三项重任，而且患者情况可能瞬息万变，时间就是生命，所以查寻科学研究证据时，也应考虑效益，应首先查阅和利用一级证据的材料，然后在时间允许的情况下，再向下逐级查寻。

表 2 - 2　临床实践指南推荐意见的证据级别

| 推荐分级 | 证据水平 | 治疗、预防、病因的证据 |
|---|---|---|
| A | 1a | 同质的数个 RCT 的系统评价（SR） |
| | 1b | 单项 RCT（95% CI 较窄） |
| | 1c | 全或无，即必须满足下列要求：①用某疗法前，全部患者均死亡；而用新的疗法后，有部分患者存活或治愈（如结核病、脑膜炎的化学治疗或心室颤动的除颤治疗）；或②应用传统方法治疗，许多患者死亡或治疗失败；而用新疗法无一死亡或治疗失败（如用青霉素治疗肺炎球菌感染） |
| B | 2a | 同质的队列研究的系统评价 |
| | 2b | 单项队列研究（包括质量较差的 RCT，如随访率 <80%） |
| | 2c | 结局研究 |
| | 3a | 同质病例 - 对照研究的系统评价 |
| | 3b | 单项病例 - 对照研究 |
| C | 4 | 系列病例分析及质量较差的病例 - 对照研究 |
| D | 5 | 没有分析评价的专家意见 |

　　EBM 认为，权威意见不是临床实践中唯一或主要依据，但也并不意味着否定权威与专家，他们长期积累的实践经验，对临床问题有较敏锐的洞察力，对指导诊治仍有一定积极意义。对患者无偏倚的观察、准确的判断是 EBM 的基础与前提。

## 二、研究证据的可靠性

　　为回答某个临床问题而获取的所有研究证据，可根据其来源的研究方法级别及其结果的一致性，将研究证据的可靠性分级（表 2 - 3）。

　　获取的科学性为一级证据或许多个二、三、四级证据，而且其结果均一致，其可靠性为 A 级；B 级为来自多个科学性为二、三、四级证据，结果基本一致；C 级来源同 B 级，但其一致性差；D 级可靠性则来源于科学性为四、五级的证据。

表 2 - 3　研究证据可靠性分级

| 分级 | 证据来源 |
|---|---|
| A | 一级或许多二、三、四级证据，结果均一致 |
| B | 多个二、二、四级证据，结果基本一致 |
| C | 多个二、三、四级证据，结果不一致 |
| D | 四、五级证据或个别三级证据 |

　　不言而喻，临床医生在医疗实践中首先应选用可靠性最高（A 级）证据。实际上，不仅如此，在查寻研究证据也应考虑应用，应注意搜索一、二级研究证据，并考察其一致性，以便节省时间，获取证据后能尽快评价和应用。

# 第三章　循证医学实践中常用的统计指标与方法

循证医学实践包括提供证据和证据的应用，提供证据的研究人员应能正确选用有关的统计方法，证据的应用者应能认识某研究证据中所使用的统计方法，以此推断其结果的可靠性。因此，理解有关的统计方法，对循证医学的研究者和应用者都是重要的内容。

## 第一节　统计方法抉择的基本原则

医学统计是以数理统计方法和概率论为理论基础的应用学科，因此，在循证医学中，若要对统计方法做出正确的评价，就必须遵循数理统计的理论，用此理论指导科研的结果分析。在循证医学中，正确评价统计分析方法，应充分考虑科研工作者的分析目的、临床科研设计方法、收集的数据资料类型、数据的分布特征及所涉及的数理统计条件等。对临床科研数据进行统计分析和评价时，要考虑以下因素。

### 一、分析目的

在进行统计分析前一定要明确研究者利用统计分析方法要达到什么目的。一般来说，统计任务可分为统计描述和统计推断两部分。统计描述是用统计指标、统计图或统计表，对数据资料进行最基本的统计分析，使其能反映数据资料的基本特征。如计量资料可以描述其集中趋势（如均数、中位数等）和离散趋势（如标准差、四分位间距等），计数资料可用率、构成比、相对比等进行统计描述。统计推断是指利用样本的信息对总体进行推断，包括参数估计（如常用95%或99%可信区间进行参数估计）和假设检验。

### 二、资料类型

统计分析的目的是面对不确定的数据信息，做出科学的推断或结论，因而要对数据资料进行分析，数据资料的类型尤为重要。资料类型多采用国际通用的分类方法，分为数值变量资料和分类变量资料。数值变量资料也称计量资料，是指可以定量或准确测量的变量，其表现为数值大小的不同，且有度量衡单位。如血压水平（mmHg）、身高（m）、体重（kg）等。分类变量资料也称计数资料，是指按照资料的性质分类，表现为互不相容的类别或属性，可分为无序变量和有序变量。如，血型（A、AB、B

和 O）是无序分类变量，病情的轻、中、重为有序变量。不同的资料类型其统计描述的指标不同，统计推断的方法也不同。在临床科研的统计分析中有时会将计量资料转换成计数资料进行分析，这主要由研究目的决定。但是计量资料提供的信息量更充分，统计分析的手段更可靠，检验效能往往也优于计数资料，因此在研究中尽可能用可以量化的指标反映试验效应。

### 三、设计方法

在众多的临床科研设计方法中，每一种方法都有与之相适应的统计方法。因此必需根据不同的临床科研设计方法来选择相应的统计分析方法进行临床效果的评价。如果评价的统计方法与科研设计方法不一致，统计分析得到的任何结论都是错误的。

### 四、数理统计条件

数理统计和概率论是统计的理论基础。每种统计方法都要涉及数理统计公式，而这些数理统计公式都是在一定条件下推导和建立的。也就是说，只有当某个或某些条件满足时，某个数理统计公式才成立，反之，若不满足条件，就不能使用某个公式。在数理统计公式推导和建立的条件中，涉及最多的是数据的分布特征。在临床资料的统计分析中，涉及最多的分布有正态分布、偏态分布、二项分布等。除了数据的分布特征外，有些数理统计公式还有其他一些条件，如方差齐性、理论数大小等。

## 第二节　常用的统计学和循证医学描述指标

### 一、分类资料的描述指标

通常对分类资料的统计描述指标有率、相对比和构成比三类（表 3 - 1）。

表 3 - 1　分类变量资料的常用表达指标

| 指标 | 表达方式 | 意义 |
| --- | --- | --- |
| 率 | 事件发生例数/观测总例数 | 分析事件发生的强度和频率 |
| 构成比 | 某部分例数/事物各组成部分的总例数 | 某事物各组成部分所占的比重 |
| 相对比 | 甲事件发生率/乙事件发生率 | 发生甲事件与乙事件相比的倍数值 |

在循证医学的研究与实践中，除了有效率、死亡率、患病率、发病率等常用率的指标外，相对危险度（RR）、比值比（OR）及由此导出的其他指标也是循证医学中富有特色的描述指标。为了准确表达统计指标，常以四格表为描述基础（表 3 - 2）。

表 3 - 2　常用四格表描述

| | 结局事件 | | |
| --- | --- | --- | --- |
| | 是 | 否 | 合计 |
| 治疗组 | a | b | a + b |
| 对照组 | c | d | c + d |

目前，在循证医学资料中的常用描述指标主要有如下几种。

**（一）EER（Experimental Event Rate）、CER（Control Event Rate）**

率在循证医学中按照不同组别可细分为 EER 和 CER，EER 即试验组中某事件的发生率，CER 是对照组中某事件的发生率。例如，某医师研究了阿司匹林治疗心肌梗死的效果，其资料见表 3 - 3。

表 3 - 3　阿司匹林治疗心肌梗死的效果

| 组别 | 死亡 | 未死亡 | 例数 |
| --- | --- | --- | --- |
| 治疗组 | 15 （a） | 110 （b） | 125 （$n_1$） |
| 对照组 | 30 （c） | 90 （d） | 120 （$n_2$） |
| 合计 | 45 | 200 | 245 （N） |

EER 和 CER 计算结果为：

$$EER = a/n_1 = 15/125 = 12\%$$

$$CER = c/n_2 = 30/120 = 25\%$$

**（二）率差**

在疾病的病因、治疗及预后研究中，常用发生率表示某事件的发生强度，两个发生率的差即率差，也称危险差（rate difference，risk difference，RD），其大小反映试验效应的大小，其可信区间可用于推断两个率有无差别。两率差为 0 时，两组某事件的发生率无差别；两率差不为 0 时，两组某事件的发生率有差别。两率差可信区间不包含 0，则两个率有统计学差别；反之，两率差可信区间包含 0，则两个率无统计学差别。其计算公式与绝对危险降低率（absolute risk reduction，ARR）相同。

**（三）RR（relative risk，RR）**

相对危险度 RR 是前瞻性研究中较常用的指标，它是暴露组的发病率与非暴露组的发病率之比，用于说明前者是后者的多少倍，常用来表示暴露与疾病联系的强度及在病因学上的意义大小。

试验组发病率为 p1 = a/（a + b）

对照组发病率为 p2 = c/（c + d）

相对危险度 RR = p1/p2

若 RR = 1，说明试验因素与疾病结局没有关系；若 RR > 1 或 RR < 1，说明试验因

素与疾病结局有关，其可能对疾病有益也有可能对疾病有害。

**（四） OR （odds ratio，OR）**

表 3 - 4 为 OR 计算的四格表。

表 3 - 4　OR 计算的四格表

| 组别 | 有病 | 无病 | 例数 |
|---|---|---|---|
| 病例组 | a | b | n1 |
| 对照组 | c | d | n2 |

odd1 是病例组的暴露率 p1 与非暴露率 1 - p1 的比值，即 odd1 = p1/（1 - p1） = $\frac{a/(a+b)}{b/(a+b)}$；odd0 是对照组的暴露率 p0 与非暴露率 1 - p0 的比值，即 odd1 = p0/（1 - p0）= $\frac{c/(c+d)}{d/(c+d)}$；而两个比值之比即为比值比 ORR，又称优势比、机会比等。

$$OR = \frac{ad}{bc}$$

当所研究的疾病发病率较低时，即 a 和 c 均较小时，OR 近似于 RR，故回顾性研究中只能用 OR 估计 RR。在前瞻性研究中虽然可直接计算 RR 的可信区间，但是 OR 的计算较 RR 更简单，因此当研究的疾病发病率较低时，可用 OR 及其可信区间近似计算 RR 及其可信区间。OR 的意义与 RR 相似（表 3 - 5），且可配合 Logistic 回归数学模型进行分析。因此在临床前瞻性研究中常用 OR 及其可信区间的算法估计 RR 及其可信区间。

表 3 - 5　OR 与 RR 的意义

| 结局事件 | OR 值 | 治疗组干预措施的临床意义 |
|---|---|---|
| 良性事件 | OR （RR）>1 | 降低了不良事件发生的危险度 |
| | OR （RR）<1 | 增加了不良事件发生的危险度 |
| 不良性事件 | OR （RR）>1 | 增加了不良事件发生的危险度 |
| | OR （RR）<1 | 降低了不良事件发生的危险度 |

**（五） RRR （relative risk reduction，RRR）**

相对危险度降低率 RRR，计算公式 $RRR = \frac{|CER - EER|}{CER} = 1 - RR$

RRR 可反映试验组与对照组某事件发生率增减的相对量，无法衡量增减的绝对量。如，试验人群中某事件发生率为 39%，而对照组人群的发生率为 50%，其 RRR =（CER - EER）/CER =（50% - 39%）/50% = 22%。但是，若另一研究中，对照组发生率 0.00050%，试验组发生率 0.00039%，其 RRR 仍为 22%。

**（六） NNT、NNH**

NNT （the number needed to treat，NNT） 的临床含义为：对患者采用某种防治措施

处理，得到一例有利结果需要防治的病例数（NNT）。其计算公式为：

$$NNT = 1/|CER - EER| = 1/RD$$

从公式可见，NNT 的值越小，该防治效果就越好，其临床意义也就越大。例如，一种防治措施的 ARR = 11%，那么 NNT = 1/11% = 9，即只需防治 9 个病例，就可以得到一例额外的有利结果。另一种防治措施的 NNT = 1/0.00011% = 909090，即需防治近百万个病例，才能得到一例额外的有利结果。

NNH 的临床含义为：对患者采用某种防治措施处理，出现一例副作用需要处理的病例数（the number needed to harm one more patients from the therapy，NNH）。其计算式为：

$$NNH = 1/ARI$$

从公式可见，NNH 的值越小，某治疗措施引起的副反应就越大。例如，某治疗措施引起的副反应发生率为 64%，而对照组出现类似副反应的发生率为 37%，则 ARI = |37% 64%| = 27%，NNH = 1/27% = 4，即用该治疗措施每处理 4 个病例就会出现一例副反应。

LHH，防治性措施受益与危害的似然比（likelihood of being helped vs. harmed，LHH），其计算公式为：LHH = NNH/NNT。该指标反映了防治措施给受试者带来的受益与危害的比例，LHH > 1，利大于弊，反之，LHH < 1 时，弊大于利。

## 二、数值资料的指标

描述数值变量资料的基本特征有两类指标：集中趋势和离散趋势。集中趋势反映一组数据的平均水平。其指标常见的有均数、中位数、几何均数、众数等。离散趋势反映一组数据的变异大小。常见指标有标准差、四分位间距、变异系数等。各指标的名称及适用范围见下表 3 - 6。

表 3 - 6　数值变量的常用描述指标

| 指标名称 | 作用 | 适用资料 |
| --- | --- | --- |
| 均数 | 描述一组数据的平均水平，集中位置 | 正态分布或近似正态分布 |
| 中位数 | 与均数相同 | 偏态分布、分布未知、两端无界 |
| 几何均数 | 与均数相同 | 对数正态分布、等比资料 |
| 标准差 | 描述一组数据的变异大小，离散程度 | 正态分布或近似正态分布 |
| 四分位间距 | 与标准差相同 | 偏态分布、分布未知、两端无界 |
| 极差 | 与标准差相同 | 观察例数相近的数值变量 |
| 变异系数 | 与标准差相同 | 比较几组资料间的变异大小；比较度量衡单位不同资料的变异大小 |

目前 Meta 分析的数值资料的统计分析方法，主要建立在正态分布基础上，对于非正态分布资料的统计分析方法正在发展和完善中。对于正态分布资料，根据比较组的

样本含量、均数、标准差，计算效应量（效应量为试验组与对照组的均数之差）。在临床试验中，效应量有两种表现形式：①终点观察指标的均数之差；②干预前后变化值均数间的差值。数值变量资料基本格式见表3 – 7。

**表3 – 7　数值变量资料基本格式**

| 组别 | 例数 | 治疗开始前 | 治疗后 | 前后差值 |
|---|---|---|---|---|
| 治疗组 | $n_t$ | $\bar{x}_{(b)t} \pm S_{(b)t}$ | $\bar{x}_{(a)t} \pm S_{(a)t}$ | $\bar{x}_t \pm S_t$ |
| 对照组 | $n_c$ | $\bar{x}_{(b)c} \pm S_{(b)c}$ | $\bar{x}_{(a)c} \pm S_{(a)c}$ | $\bar{x}_c \pm S_c$ |
| 合计 | $n_t + n_c$ | $\bar{x}_{(b)} \pm S_{(b)}$ | $\bar{x}_{(a)} \pm S_{(a)}$ | $\bar{x} \pm S$ |

Meta 分析中计量资料的效应量：

**（一）加权均数差（WMD，Weighted Mean Difference）**

即为两均数的差值。用于单位相同的测量指标，真实地反映了试验效应，消除了绝对值大小对结果的影响，在实际应用时，该指标容易被理解和解释。

某个研究的两均数差 d 可按下式计算：

$$d = \bar{x}_1 - \bar{x}_2$$

**（二）标准化均数差（Standardised Mean Difference，SMD）**

可简单地理解为两均数的差值再除以合并标准差的商，它不仅消除了某研究的绝对值大小的影响，还消除了测量单位对结果的影响。因此，该指标尤其适用于单位不同或均数相差较大的数值资料分析。但是，标准化均数差（SMD）是一个没有单位的值，因而，对 SMD 分析的结果解释要慎重。

# 第三节　假设检验和可信区间

在众多的医学科研方法中，归纳起来有两种基本手段：①研究对象是全体，如普查，这种方法只限于有限总体，而且花费的人力、物力和时间较多，在实际工作中很难实现。②从总体中抽取一定的样本，这种方法不仅用于有限总体，也可用于无限总体，而且是无限总体唯一的研究方法，与普查比较节省人力、物力和时间，是实际工作中常用的方法。抽样过程中不可避免产生误差，即抽样误差，导致样本与总体的差别。因此，在利用样本数据对总体进行推断时，必须要考虑抽样误差对结果的影响。统计推断包括了参数估计和假设检验，若用样本信息推断所代表的总体间有无差别时，需要使用假设检验。

## 一、假设检验

在临床研究中，研究者想了解两种药物对某病患者的疗效。研究者不可能对所有这类疾病的患者进行研究，常会选择一定数量的患者并分为两组，分别用两种药物治疗，通过两组疗效的比较，得到两种药物疗效有无差别的结论。此类研究中，接受研究的对象仅是该病患者的几十例或上百例的样本，而非全部患者。也就存在用样本信息推断总体的问题。

### （一）假设检验的基本步骤

**1. 建立检验假设**

一般来说建立检验假设应该有三个内容。即无效假设 $H_0$、备择假设 $H_1$、检验水准 $\alpha$。无效假设 $H_0$ 是指"无差别"、"无效"、"相等"；备择假设 $H_1$ 是"有差别"、"有效"、"不相等"。根据反证法的原理，无效假设 $H_0$ 是研究者想得到的结论的对立事件的假设，对于差异性检验而言，研究者想得到的是"有差别"的结论，故首先应假设各总体间无差别，即假设检验的前提是首先假设 $H_0$ 成立；当 $H_0$ 不成立，根据反证法思想，我们只能接受与 $H_0$ 对立的 $H_1$。$\alpha$ 为确定有统计学意义的显著性水准，通常 $\alpha = 0.05$。

建立检验假设的格式为：

$H_0$：多个样本来自同一总体，各样本间的差别由于抽样误差造成

$H_1$：多个样本来自不同总体，各样本间的差别由于不同总体造成

$\alpha = 0.05$

**2. 计算统计量**

根据资料类型、分布特征、科研设计方法等条件，选择不同的统计量计算方法（详见本节常用假设检验方法一览）。

**3. 根据统计量的值得到概率 $P$ 值，再根据 $P$ 值得出结论。**

概率是某事件发生的可能性大小。当 $P < 0.05$ 时我们认为是小概率事件，认为其可能不会发生。假设检验的结论只有两种情况，若 $P \leq \alpha$，即概率小于我们事先确定好的检验水平概率，则拒绝其无差别假设 $H_0$，而接受 $H_1$，认为差别有统计学意义，各样本来自不同总体，样本间的差别由不同总体所致。若 $P > \alpha$，其概率大于我们事先确定好的检验水平概率，则不拒绝其无差别假设 $H_0$，还不能认为总体间有差别，各样本来自同一总体，样本间的差别由抽样误差所致，差别无统计学意义。

### （二）假设检验的两类错误

假设检验利用概率论的原理，所以无论做出何种结论都有可能犯错误。$P \leq \alpha$，做出"拒绝其无差别的假设，可认为总体间无差别"的结论时，可能犯的错误称为"Ⅰ错误"，其错误概率用 $\alpha$ 表示，若 $\alpha = 0.05$，则此时犯Ⅰ类错误的概率小于或等于 0.05。当 $P > \alpha$，做出"不拒绝其无差异的假设，还不能认为总体间有差异"的结论时，可能犯的错误称为"Ⅱ类错误"，其错误概率用 $\beta$ 表示，通常 $\beta$ 是未知的，但增大 $\alpha$，可减小 $\beta$。

### （三）假设检验的注意事项

**1. 假设检验的两个前提**

（1）研究者需要通过样本的信息去推断总体的结论。

（2）各样本资料对其总体应具有良好的代表性。

需要注意的是，如果研究者的研究对象是总体，而研究方法采用普查而不是抽样

研究方法，也就不存在用样本信息推断总体的问题，因此不能使用假设检验的方法。

**2. 假设检验不能判别差别的大小**

假设检验是以概率值大小得出结论，而概率 $P$ 值的大小要与检验水准 $\alpha$ 和单侧还是双侧检验有关。当 $P \leq \alpha$，$P$ 越小，越有理由拒绝 $H_0$ 假设，即拒绝 $H_0$ 的可信程度越大；$P > \alpha$，$P$ 越大，越有理由不拒绝 $H_0$ 假设，即接受 $H^0$ 的可信程度越大。因此，当 $P \leq \alpha$，不能说"概率越小，组间的差别越大"；当 $P > \alpha$，不能说"概率越大，组间的差别越小"。

**3. 假设检验的结论不能绝对化**

假设检验的结论是根据概率的大小得出的，只要 $P \neq 0$，我们无法完全拒绝无差别的假设，即不能完全肯定各总体间有差别，尽管 $P \leq \alpha$。同样，只要 $P \neq 1$，我们无法完全接受无差别的假设，即不能完全肯定总体间无差别，尽管 $P > \alpha$。

4. 假设检验的方法与科研设计、资料分布的特征有关。

**（四）临床意义与统计学意义间的关系**

临床意义与统计学意义之间的关系有以下四种情况。

**1. 差异既有统计学意义，又有临床意义**  有两种可能：①真实，尤其在中、大样本量的情况下是可靠的；②机遇影响结果。在小样本量的情况下，要高度注意机遇的影响而非真实情况。为防止机遇的影响，应强调足够的样本量。

**2. 差异有临床意义，没有统计学意义**  这种情况不能轻易下否定结论，否则易犯假阴性错误，此时应计算二类错误及把握度水平。样本含量 n < 100，假设检验的结果 $P > \alpha$，$1 - \beta < 0.7$，可根据现有信息估算样本量，扩大样本量再行试验。若 $1 - \beta > 0.7$，是否扩大样本量再做实验，要考虑临床差别意义后再做决定。

**3. 差异有统计学意义，没有临床意义**  无论样本含量如何，若差异无临床意义，可不进行假设检验，这时的统计学差异不表明该临床试验的实用价值。

**4. 差异既无统计学意义，也无临床意义**  样本含量足够大，如 n > 100，且 $\beta$ 较小（$\beta < 0.2$ 或 $\beta < 0.3$），即检验效能 $1 - \beta$ 较大时，可做"差异无意义"的结论。

**（五）常用假设检验方法一览**

**1. 计量资料的假设检验（表 3 - 8）**

表 3 - 8  计量资料常用假设检验方法

| 比较目的 | 统计方法 | 应用条件 |
|---|---|---|
| 样本与总体的比较 | u 检验 | 例数（n）较大，（任意分布） |
| | t 检验 | 例数（n）较小，样本来自正态 |
| 两组资料的比较<br>（完全随机设计） | u 检验 | 例数（n）较大，（任意分布） |
| | 成组设计的 t 检验 | 例数（n）较小，来自正态且方差齐 |
| | 成组设计的秩和检验、成组设计的<br>t′检验或成组设计的中位数检验 | 例数（n）较小且非正态或方差不齐 |

续表

| 比较目的 | 统计方法 | 应用条件 |
|---|---|---|
| 配对资料的比较<br>（配对设计） | 配对设计的 u 检验 | 例数（n）较大，（任意分布） |
| | 配对设计的 t 检验 | 例数（n）较小，差值来自正态 |
| | 配对设计的秩和检验 | 例数（n）较小，差值为非正态 |
| 多组资料的比较<br>（完全随机设计） | 成组设计的方差分析（F 检验） | 各组均数来自正态且方差齐 |
| | 成组设计的秩和检验 | 各组为非正态或方差不齐 |
| 配伍资料的比较<br>（配伍设计） | 配伍设计的方差分析（F 检验） | 各组均数来自正态且方差齐 |
| | 配伍设计的秩和检验 | 各组为非正态或方差不齐 |

**2. 无序分类资料的假设检验（表 3 - 9）**

表 3 - 9    无序分类资料常用假设检验方法

| 比较目的 | 应用条件 | 统计方法 |
|---|---|---|
| 样本率与总体率比较 | n 较小时 | 二项分布的直接法 |
| | $np \geqslant 5$ 且 $n(1-p) \geqslant 5$ | 二项分布的 u 检验 |
| 两个率或构成比的比较<br>（完全随机设计） | $np \geqslant 5$ 且 $n(1-p) \geqslant 5$ | 二项分布的 u 检验 |
| | $N \geqslant 40$ 且 $T \geqslant 5$ | 四格表的卡方检验 |
| | $N \geqslant 40$ 且 $1 \leqslant T < 5$ | 校正四格表的卡方检验 |
| | $N < 40$ 或 $T < 1$ | 四格表的确切概率法 |
| 配对四格表比较<br>（配对设计） | $b + c \geqslant 40$ | 配对卡方检验 |
| | $b + c < 40$ | 校正配对卡方检验 |
| 多个率或构成比资料的<br>比较（完全随机设计） | 全部各自 $T > 5$ 或少于 1/5 的格子 $1 \leqslant T < 5$ | 行×列表卡方检验 |
| | 若有 $T < 1$ 或多于 1/5 的格子 $1 \leqslant T < 5$ | 行×列表的确切概率法 |

**3. 等级资料的假设检验（表 3 - 10）**

表 3 - 10    等级资料常用假设检验方法

| 比较目的 | 统计方法 |
|---|---|
| 两组比较（完全随机设计） | 两组比较的秩和检验 |
| 多组比较（完全随机设计） | 多组比较的秩和检验 |
| 配对设计 | 符号秩和检验 |
| 配伍设计 | 配伍设计的秩和检验 |

## 二、可信区间及其应用

### （一）可信区间的概念

可信区间（confidence interval，CI）是按一定的概率去估计总体参数（均数或率）所在的范围。它是按预先给定的概率（常取 95% 或 99%）确定未知参数值的可能范围，这个范围被称为所估计参数值的可信区间。如 95% 可信区间，就是从被估计的总体中随机抽取含量为 n 的样本，由每一个样本计算一个可信区间，理论上其中有 95% 的可信区间将包含被估计的参数。故任何一个样本所得 95% 可信区间用于估计总体参数时，被估计的参数不在该区间内的概率（α）仅有 5%。可信区间是以上、下可信限为界的一个开区间（不包含界值在内）。可信限（confidence limit，CL）只是可信区间的上、下界值。

### （二）可信区间的应用

在循证医学中，可信区间的使用较多，其主要有两个用途：

**1. 估计总体参数**

在临床科研工作中，任何一个指标的计算都是从样本资料获取，若要得到某个指标的总体值（参数）时，常用可信区间来估计。如率的可信区间是用于估计总体率，均数的可信区间用于估计总体均数。

**2. 假设检验**

可信区间也用于假设检验，95% 的可信区间与 α 为 0.05 的假设检验等价。如两组有效率的比值（RR 或 OR）包括 1 时没有统计学意义，若某个研究样本 RR 或 OR 的 95% CI 不包含 1，即上下限均大于 1 或均小于 1，为有统计学意义（$P \leqslant 0.05$）。如两组的总体均数差值为 0 时为两组无差别，若某个研究两样本差值的 95% CI 不包含 0，即上下限均大于 0 或均小于 0，均为有统计学意义（$P \leqslant 0.05$）。

### （三）影响可信区间范围大小的因素

影响 CI 范围大小的因素主要是样本含量和标准误的大小。样本量越大，抽样误差（标准误）越小，CI 范围就越窄，用样本估计总体的可靠性愈好；反之，样本量越小，抽样误差越大，CI 范围就越宽，用样本估计总体的可靠性愈差。

# 第四章 临床研究的基本原则与常用设计方案

　　临床研究是医学研究中最常用、最重要的研究。临床研究的基本目的在于阐明疾病的病因、诊断、治疗、预防、自然病程及其预后等方面的重要问题，从而认识疾病的本质，并进行有效的防治，达到保障人类健康和促进医学科学进步。

　　临床研究包括选题、临床研究方案的设计、研究的执行与观察及总结分析撰写报告等几个部分，本章节主要讨论临床研究方案的设计。

　　从临床研究的方法划分，可以分为两大类：试验性研究和观察性研究。试验性研究可以人为地控制条件，能随机分组，有目的地设置各种对照，直接探讨某个（些）被研究因素与疾病或事件之间的联系。常用的试验性研究是临床试验，如随机对照试验、前后对照试验、交叉对照试验等。观察性研究则不能人为地控制试验条件，只能在自然情况下，尽量地控制非研究性因素，以得到真实性结果。观察性研究有病例报告、系列病例分析、横断面研究、病例对照研究与队列研究等。其中病例对照研究与队列研究，设立对照组进行比较，论证强度比前两个研究高，又称为分析性研究。

　　从临床研究的时向可划分为：前瞻性研究（如随机对照试验、交叉对照试验、队列研究等）、回顾性研究（病例对照研究等）及描述性研究（横断面研究、个案报告、系列病例分析等）。

## 第一节 临床研究的特点和常见偏倚

　　临床医学研究是以人为研究对象，尤其是以患者为研究对象，研究者和被研究者人具有生物—心理—社会属性，这些属性往往对研究过程和研究结果产生有意或无意的影响，不同程度地影响研究结论的真实性。

### 一、临床研究的特点

#### （一）个体差异大，试验条件不易控制

　　众所周知，人是最复杂的生命体，人体的生命现象是最高级的物质运动形式，不但有生理、病理活动，还有心理活动；不但有生物性活动，还有社会性活动。人体之间的差异十分显著，既包括生理、病理、诊断、性别、年龄及种族等生物学指标的差异，也包括社会环境、生活习惯、价值取向等文化差异。试验条件难以标准化是其一大特点，不同于一般生物实验，更不同于理化实验。因此，凡是临床科研必定有其复

杂性和个体反应的差异性。

### （二）临床研究涉及医德与伦理学问题

一切临床研究都必须保证在不危害受试者生命与健康及伦理准则的前提下进行。1996 年第 48 届世界医学大会所修订的《赫尔辛基宣言Ⅱ》提出了临床研究的目的是促进医学科学发展、维护和增进人类的健康；必须遵守自愿与知情同意的原则；遵守维护受试者利益的原则，提出"受试者的福祉必须高于所有其他利益"。如病因及有关致病因素研究，就不允许拥有可能致病或使病情加重的因素作为实验因素，用人来做实验；对一些疗效尚不确实或是否有可能引起严重毒副作用尚未弄清楚之前，绝不允许贸然进行临床试验。

### （三）临床研究的内容广泛，涉及的学科众多

由于疾病发生的模式已从生物医学向生物—心理—社会医学模式转变，因此，临床研究的范围涉及病理学、病理生物学、药学、流行病学、循证医学、心理学、社会学、卫生经济学等。从学科的联系和内部结构来看包括：①研究健康与疾病相互转化的机制与规律的基础医学；②防止由健康向疾病转化的预防医学；③患病后促使患者由患病向健康转化的临床医学等三大部分。临床科研方法主要是运用流行病学和卫生统计学的原理和方法解决临床实践中所遇到的疾病预防、诊断、治疗及预后等问题。

### （四）临床研究不同于一般临床工作

临床研究工作不同于一般临床工作。一般临床工作将治疗疾病，减轻患者痛苦作为目标，而临床研究工作在此基础上还必须根据研究方案要求，认真严谨地完成研究工作，从中获得病因、诊断、疗效等真实可靠的结论。如在疾病治疗的疗效统计中，疗效是由疾病的自然痊愈或缓解、非特异性措施的影响及特异性干预措施效果的综合效应，一般临床工作对此不加区别，也没办法进行区别，而在治疗性研究中应该区别，以了解特异性干预措施的效果（表 4 - 1）。

表 4 - 1　临床治疗性研究与一般临床治疗工作的区别

| | 临床治疗性研究 | 一般临床治疗工作 |
| --- | --- | --- |
| 目的 | 治疗疾病，减轻患者痛苦。探讨干预措施的真实效果（有前期基础、法规限制） | 治疗疾病，减轻患者痛苦。 |
| 诊断标准 | 明确 | 明确或不明确 |
| 纳入和排除标准 | 有 | 无 |
| 判效标准 | 明确、细致 | 可明确亦可模糊 |
| 治疗方案 | 有严格规定 | 无严格规定 |
| 患者/医者对治疗药物 | 可知情亦可不知情 | 知情 |
| 观察期 | 有严格规定 | 无严格规定 |

## 二、影响临床研究的常见偏倚

偏倚（bias），又称系统误差，是指临床研究中受某些因素的影响，使样本人群所

测得的某变量值一致向真实值的某一方向偏离的现象。偏倚是影响临床研究质量的主要因素，使研究结果与真实情况之间出现偏差。在临床研究中的常见偏倚有以下几种。

**（一）选择偏倚**

选择偏倚（selection bias）是指被选入到研究中的研究对象，与没有被选入者特征上差异所导致的系统误差。此种偏倚在确定研究样本、选择比较组时容易产生，也可产生于资料收集过程中的失访或无应答等。选择偏倚在各类流行病学研究中均可发生，以病例对照研究和现况研究中最为常见。选择偏倚有多种，因研究对象的纳入方式和条件而异，包括检出症候偏倚、诊断偏倚、入院率偏倚、奈曼偏倚、无应答偏倚、失访、志愿者偏倚、领先时间偏倚和健康工人效应等。选择偏倚可以通过严格的科学设计，明确研究对象纳入标准、统一诊断标准；加强随访，提高应答率等进行控制。

**（二）信息偏倚**

信息偏倚（information bias）亦称观察偏倚（observational bias），指在实施过程中，获取研究所需信息时产生的系统误差。信息偏倚在各类流行病学研究中均可发生，可来自研究对象、调查者，也可来自用于测量的仪器、设备、方法等。信息偏倚的表现是使研究对象的某种或某些特征被错误分类（misclassification），如非患某种疾病者被错误地划分为该病患者，暴露于某因素者被错误地划分为非暴露着等。信息偏倚导致的归类不准确性在各比较组中发生的程度可以相同，也可以不同，其对研究结果的影响程度取决于各比较组受累程度的差别。信息偏倚包括回忆偏倚、报告偏倚、调查者偏倚、测量偏倚、均数回归、生态学偏倚等。信息偏倚可以通过对调查员的培训、规范操作、标准化调查表、避免主观诱导等方式获取真实、准确的信息来控制。

**（三）混杂偏倚**

混杂偏倚（confounding bias）或称混杂（confounding），是指在流行病学研究中，由一个或多个潜在的混杂因素（confounding factor）的影响，掩盖或夸大了研究因素与研究疾病（事件）之间的联系，从而使两者之间的真正联系被错误地估计的系统误差。引起混杂偏倚的因素称为混杂因素。混杂因素具有三个特征：①混杂因素必须与所要研究的疾病有关，即是该病的危险因素之一；②混杂因素必须与所要研究的因素有统计学关联；③混杂因素不是研究因素与疾病病因链上的中间环节或中间步骤。混杂偏倚在分析性研究、实验性研究中均可发生，以在分析性研究中为常见。混杂偏倚可发生在临床研究的各个阶段，常用限制、匹配、随机化分组、分层分析、标准化法、多因素统计分析等方法进行控制。

# 第二节　临床试验研究的原则

对于任何一项科学研究，研究设计的好坏直接关系到研究结果的质量。临床研究方案的设计必须建立在科学性和可行性的基础之上，所谓科学性就是尽量避免人为因素的主观干扰和试验中某些已知未知因素的影响，从而确保研究结果的真实可靠，经得起临床实践的检验。实现科学性的原则主要有随机化、对照、盲法和重复原则。

## 一、随机化原则

随机化（randomization）是临床科研的重要方法和基本原则之一。在抽样研究中，抽取或分配样本时，每一个研究对象或观察单位都有完全均等的机会被抽取或分配到某一组，而不受研究者或被研究者主观意愿所左右。随机化的目的是排除选择性偏倚，使被抽取的研究对象能最好地代表其所来源的总体人群，或使各比较组间具有最大程度的可比性。随机化包括随机抽样与随机分配（组）。

### （一）随机抽样

随机抽样（random sampling）是指研究对象从被研究的目标人群中，借助于随机抽样的方法，使目标人群中的每一个个体，都有同样的机会被选择作为研究对象。

在临床科研工作中，由于人力、物力和财力以及时间的限制，不可能把全部的患者都纳入课题中进行研究，只能是按照设计的要求，选择一定数量的患者作为研究对象。为了避免选择性偏倚，同时又要使抽样的样本能反映出总体的代表性，减少误差，只有采用随机化的抽样方法，才能达到预期的目的。常用的随机抽样方法有简单随机抽样、分层随机抽样、整群随机抽样、系统随机抽样和多级抽样等。

**1. 简单随机抽样**

简单随机抽样（simple random sampling）也称为单纯随机抽样，是最简单、最基本的抽样方法。从总体 $N$ 个对象中，利用抽签或其他随机方法（如随机数字）抽取 $n$ 个，构成一个样本。它的重要原则是总体中每个对象被抽到的概率相等（均为 $n/N$）。

方法：首先要有一份所有研究对象排列成序的编号名单，再利用随机数字表，随机选出进入样本的号码（已经入选的号码一般不能再次列入），直至达到预定的样本含量为止。

优点：简便易行。

缺点：在抽样范围较大时，工作量太大难以采用；以及抽样比例较小而样本含量较小时，抽样误差大。

**2. 系统随机抽样**

系统随机抽样（systematic random sampling）也称为机械随机抽样或等距离随机抽样。是按照一定的顺序，机械地每隔若干单位抽取一个单位的抽样方法。

方法：设总体单位数为 $N$，需要调查的样本数为 $n$，则抽样比为 $n/N$，抽样间隔为 $K = N/n$。每 $K$ 个单位为一组，然后用单纯随机方法在第一组中确定一个起始号，从起始号开始，每隔 $K$ 个单位抽取一个座位研究对象。

优点：可以在不知道总体单位数的情况下进行抽样；在现场人群中较易进行；样本是从分布在总体内部的各部分的单元中抽取的，分布比较均匀，代表性较好。

缺点：假如总体各单位的分布有周期性趋势，而抽取的间隔恰好与此周期或其倍数吻合，则可能是样本产生偏性。

**3. 分层随机抽样**

分层随机抽样（stratified random sampling）是指先将总体按某种特征分为若干次级总体（层），在从每一层内进行单纯随机抽样，组成一个样本。分层可以提高总体指标估计值的精确度，它可以将一个内部变异很大的总体分成内部变异较小的层（次总体）。每一层内个体变异越小越好，层间变异越大越好。

分层抽样又分为两类：一类叫按比例分配（proportional allocation）分层随机抽样，即各层内抽样比例相同；另一类叫最优分配（optimum allocation）分层随机抽样，即各层抽样比例不同，内部变异小的层抽样比例小，内部变异大的层抽样比例大，此时获得的样本均数或样本率方差最小，抽样误差最小。

**4. 整群随机抽样**

整群随机抽样（cluster random sampling）是将总体分成若干群组，抽取其中部分群组作为观察单位组成样本，这种抽样方法称为整群抽样。

优点：样本单位比较集中，调查工作比较方便，可节省人财物力和时间。

缺点：样本分布不均匀，样本的代表性较差。因此，与其他抽样方法相比，在样本单位数相同时，它的抽样误差较大。

**5. 多级随机抽样**

方法：首先将总体人群分成一定规模的抽样单位，抽出几个单位后再从中进行第二次抽样，称为两级随机抽样或从属随机抽样。如果从第二次抽样的单位中再行抽样，即为三级抽样法。如此反复抽样的方法叫多级随机抽样（multi - stage random sampling）。例如，要调查某市高血压人群中现患情况，不可能在全市范围内对全体居民逐一进行调查。第一步可在该市区随机从东、西、南、北（或按经济社会发展水平、人群特点等）抽样 1~2 个区；第二步从抽出的各区中随机抽样 1~2 个街道；第三步从抽出的街道中随机抽样几个居委会；最后再从这些居委会所辖人群中随机抽出一定数量符合纳入标准的对象来进行调查。

优点：该方法适用于较大规模的流行病学调查，有利于把力量集中于有限的几个地区，使效率更高。

缺点：抽样误差较大，分析工作量大。

**（二）随机分组**（random allocation）

在治疗性临床研究中，将研究对象应用随机的方法进行分组，使其有同等的机会进入"试验组"（experimental group）或"对照组"（control group）接受相应的干预措施。

随机分组目的使组间的若干已知的或未知的影响因素达到基本一致的水平，能被测量的和不能被测量的因素基本相等，增强组间的可比性。

**1. 随机化分组的方法**

常用的随机分组有简单随机法、分层随机法、整群随机法、分层区组随机法等。

（1）简单随机法（simple randomization）

方法：有抛硬币法、抽签、掷骰子、查随机数字表、用电子计算机或计算器随机法等。抛硬币法是根据硬币落下时，向上的是正面或背面，决定该样本分配到试验组或对照组。

例2-1：一项探讨腹部正中切口两层缝合法与传统切口四层缝合法区别的外科手术随机对照试验研究，纳入的患者在手术关腹前采用抛硬币法将患者随机分为试验组和对照组，结果为术前两组患者基线情况一致；缝合术后，两层缝合法较传统四层缝合法具有更佳的临床效果和安全性（汪晓东等. 腹部正中切口两层缝合法与传统四层缝合法的临床随机对照研究. 中国循证医学杂志2009，9（2）：199~203）。

简单随机法中随机数字表法最为常用。具体方法是：确定受试者人数；依先后顺序编号；确定分组原则；查随机数字分组，任选随机数字表中一个数为起点，查取方向可向上、向下、向左、向右或斜向。

例2-2：某临床研究方案计划观察A药与B药治疗某疾病的疗效比较，计划受试者为12人，按1:1对照。分组方法是：依先后顺序将12位受试者编号，规定随机数字单数代表A组，双数代表B组，查随机数字表将其分成两组。

将受试者依次编为1、2、3……12号，然后任意从随机数字表的某一行某一数字开始抄录12个数，编排如表4-2。

表4-2　随机分组结果表

| 受试者编号 | 1 | 2 | 3 | 4 | 5 | 6 | 7 | 8 | 9 | 10 | 11 | 12 |
|---|---|---|---|---|---|---|---|---|---|---|---|---|
| 随机数字 | 97 | 74 | 24 | 67 | 62 | 42 | 81 | 14 | 57 | 20 | 42 | 53 |
| 分组 | A | B | B | A | B | B | A | B | A | B | B | A |

以上两组例数不均等，需要将B组中的一位调整到A组，调整方法：在上述抄录的随机数字表12个数后面再抄录一个数字（此为32），此数除以例数多的一组的例数，即：32÷7得余数5，于是把B组第5个（即编号为第8号的受试者）划给A组。经过这样调整，两组受试者的分组如表4-3。

表4-3　随机分组调整结果表

| A组 | 1 | 4 | 7 | 8 | 9 | 12 |
|---|---|---|---|---|---|---|
| B组 | 2 | 3 | 5 | 6 | 10 | 11 |

例2-3：某临床研究方案计划观察中药独活寄生汤治疗风湿性关节炎的疗效，计划与安慰剂和阳性药物对照，受试者人数15人，分配比例为1:1:1:1:1。分组方法是：确定依先后顺序将15位受试者编号，规定从随机数字表抄录15个数字，将各数分别除以3，以余数1、2、3代表A、B、C三组（余数为0者视为3）。分组结果为如表4-4：A组4人，B组6人，C组5人。

表4-4    随机分组结果表

| 受试者编号 | 1 | 2 | 3 | 4 | 5 | 6 | 7 | 8 |
|---|---|---|---|---|---|---|---|---|
| 随机数字 | 16 | 76 | 62 | 27 | 66 | 56 | 50 | 26 |
| 除后的余数 | 1 | 1 | 2 | 3 | 3 | 2 | 2 | 2 |
| 分组 | A | A | B | C | C | B | B | B |
| 受试者编号 | 9 | 10 | 11 | 12 | 13 | 14 | 15 | |
| 随机数字 | 71 | 7 | 32 | 90 | 79 | 78 | 53 | |
| 除后的余数 | 3 | 1 | 2 | 3 | 1 | 3 | 2 | |
| 分组 | C | A | B | C | A | C | B | |

要使三组的受试者例数相等，须把原分B组的1人调整到A组。调整方法：在上述抄录的随机数字表15个数后面再抄录一个数字（13），此数除以例数多的一组的例数，即：13÷6得余数1，于是把B组第1个（即编号为第3号的受试者）调整到A组。经过调整，两组受试者的分组如表4-5，此方法为随机数字求余数方法。

表4-5    随机分组调整结果表

| A 组 | 1 | 2 | 3 | 10 | 13 |
|---|---|---|---|---|---|
| B 组 | 6 | 7 | 8 | 11 | 15 |
| C 组 | 4 | 5 | 9 | 12 | 14 |

例2-2也可以采用下面的简单随机分组方法：

将受试者依次编为1、2、3……12号，然后任意从随机数字表的某一行某一数字开始抄录12个大小为1-12的随机数，遇到重复的数字，保留第一个，直到1-12的随机数字全部对应到受试者。并且事先规定1-6的随机数为A组，7-12为B组。具体随机分组结果见表4-6。

表4-6    随机分组结果表

| 受试者编号 | 1 | 2 | 3 | 4 | 5 | 6 | 7 | 8 | 9 | 10 | 11 | 12 |
|---|---|---|---|---|---|---|---|---|---|---|---|---|
| 随机数字 | 2 | 4 | 8 | 6 | 1 | 10 | 5 | 3 | 7 | 9 | 11 | 12 |
| 分组 | A | A | B | A | A | B | A | A | B | B | B | B |

随着试验规模的加大和计算机的普及，应用软件进行随机化分组已被广泛用于临床研究。

（2）分层随机法（stratified randomization）    分层随机法是根据研究对象的重要临床特征或影响研究结果的某些主要因素，如年龄、病情、有无合并症或不同危险因素等作为分层因素，采用先分层再在各层内用简单随机化的方法进行随机分配，可使分层因素在组间达到均衡，以保证组间基线的可比性，增加结果的可信度。如在进行原发性高血压治疗性研究中，可先将患者按病情分为1级、2级和3级高血压，再将每级高血压患者进行随机分组。如图 4 - 1。

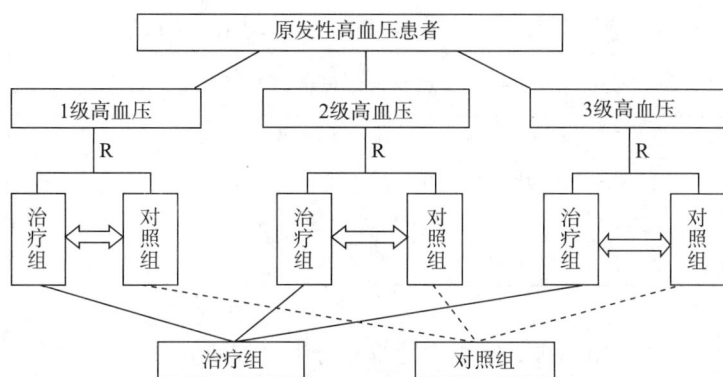

注：R 为随机分配

图 4 - 1　高血压病分层随机示意图

例如，在研究感咳双清胶囊治疗风热证的临床研究中，将纳入的风热证患者分为急性上呼吸道感染和急性支气管炎，分别对两类患者进行随机分组，给予不同疗程的治疗，对基线和观察结果分别比较分析，认为感咳双清胶囊对属于风热证的上呼吸道感染和急性支气管炎患者具有良好的疗效，且安全性良好。（丁红等．感咳双清胶囊治疗风热证（急性上呼吸道感染、急性支气管炎）的随机双盲多中心临床试验．中国循证医学杂志，2010，10（1）：14~22）

在选择分层因素时要注意：第一，分层的关键是找准分层条件，选择与观察指标、疾病结局或并发症的发生等有重要关系的因素，即混杂因素。第二，必须遵循最小化原则，分层因素应控制在最低限度，不宜过细过多，以免造成每一层病例数太少，最终仍不能达到试验目的。

分层随机化方法通常在小样本临床试验中使用，在大样本临床研究中可在观察结束后进行分层分析。

（3）区组随机法（block randomization）　当研究对象人数较少，而影响实验结果的因素又较多，简单随机化不易使两组具有较高的可比性时，可以采用区组随机化法进行分组。其基本方法是将条件（如年龄、性别、病情）相近的一组受试对象作为一个区组，每一区组内的研究对象（通常4~6例）数量相等，然后应用简单随机分配方法将每个区组内的研究对象进行分组。该方法的优点是在分组过程中，任何时刻试验组与对照组病例数保持相对一致，并可根据实验要求设计不同的区组。

区组随机法的方法是将需要的研究对象总人数，分为一定人数的区组，临床研究时完成一个区组后再纳入下一个区组，直至完成全部观察病例。方法是首先确定合适的区组数（block size，即每个区组的病例数），一般区组数为研究措施数的倍数，如果研究措施为2种，区组数可选择为2，4，6……，然后根据区组数确定患者纳入的顺序，一般有以下两种方法。

①排列组合法：用排列组合的方法确定每个区组中病例纳入的顺序：如区组数为4，研究分为试验组（A）和对照组（B），则有六种组合。如表4－7。

**表4－7　排列组合法患者纳入顺序表**

| 纳入顺序 | 1 | 2 | 3 | 4 | 纳入顺序 | 1 | 2 | 3 | 4 |
|---|---|---|---|---|---|---|---|---|---|
| 第一组 | A | A | B | B | 第四组 | B | A | A | B |
| 第二组 | A | B | A | B | 第五组 | B | A | B | A |
| 第三组 | A | B | B | A | 第六组 | B | B | A | A |

②随机数字表法：用随机数字表进行编号分组。如研究分为试验组（A）和对照组（B），设定区组数为4，奇数为A组，偶数为B组。查随机表进行分组，归纳起来有三种情况：一种是查得的前两个数均为奇数，则该区组第一、二位患者都分在A组，第三、四位患者不需查表，必然分在B组（AABB）。一种是查得的两个数均为偶数，则该区组第一、二位患者都分在B组，第三、四位患者也不需查表，必然分在A组（BBAA）。一种是查得的前两个数中奇、偶数各一，则必须查第三个数，若为偶数，则第四位患者不需查表，必然分在A组；反之，第三位数如为奇数，则第四位患者不需查表，必然分在B组。

区组随机法能保证区组间的病例数相等，且随时保持两组间例数的平衡，如要临时停止试验，例数的差距最多是区组数的一半，不会因为两组例数相差太大而导致衡量性偏倚。区组数不宜过大，人数愈多，组合愈复杂，造成随机分配操作困难。区组随机法对大样本和小样本的分组研究都适用。

以上随机方法可根据研究特点和需要配合使用。

有些临床研究交替地将受试对象分至试验组和对照组，或根据挂号、入院号、出生日期等进行分组，这不属随机分配法，不能有效地避免选择性偏倚。

**2. 随机分配方案的隐藏**

即对分配方案"保密"，使研究者和被研究者不能预知下一位的分配归属，以防止选择偏倚。进行随机分配方案的隐藏，首先要求产生随机分配序列和确定受试对象合格性的研究人员不应该是同一人；其次，如果可能，产生和保存随机分配序列的人员最好是不参与试验的人员。分配方案隐藏的方法包括由中心办公室、药房控制随机分配方案，或采用按顺序编码、密封、不透光的信封，或采用编号或编码的容器保存随机分配方案。有学者分析，无分配隐藏方法的试验结果与采用完全的随机分配方案隐藏方法的试验结果比较，前者OR值可被夸大30%～41%。

## 二、对照原则

所谓"对照"，即设立与试验组条件相同及诊断一致的一组对象，接受某种与试验组不同的干预措施，目的是用以与试验组结果进行对照性比较，以消除非干预措施的影响，有效地评价试验措施的真实效果。这种用以对照比较的一组研究对象，称为对照组。对照组除不接受试验组的疗法或干预措施外，其基线情况、其他方面的试验条件、观察指标和效应标准等应均与试验组相同，才具有可比性。

一般来说，干预前后的变化原因来自三方面：一是疾病的自然缓解，二是非特异性的反应，三是治疗措施本身的特异效果。在评价一种干预措施特别是药物作用的临床研究中，其目的就是明确措施或药物本身的特异性效果有多大。因此，为了明确某种措施的真正疗效，必须设立对照组，通过比较，以排除因疾病自然缓解和非特异反应所产生的效果。

## （一）按研究设计方案分类

### 1. 同期对照

同期（平行）对照方法是指试验组和对照组的研究要同步进行，从同一时间、同一地点选择患者；具有明确、统一的诊断和纳入研究的标准；试验条件基本一致，观察期限一致。前述的空白对照、安慰剂对照、标准对照都可以采用同期（平行）对照的方法。若采用随机同期对照，可以避免与时间变化有关的许多偏倚，可以消除、控制或平衡许多已知或未知的偏倚，保证了试验组与对照组除了治疗措施不同外，其他非处理因素的均衡性，从而使研究结果真实可靠。

### 2. 自身对照（self control）

受试对象不分组，在同一研究对象中进行试验和对照，如比较用药前、后体内某些指标的变化情况，以判断药物的疗效；或研究皮肤科用药时使用左、右肢体作实验和对照，分析何种药物疗效更好。前一阶段结束后应有一段时间间隔（洗脱期），避免前一阶段干预效应对后一阶段的干预效应产生影响。自身对照优点可消除研究对象的个体差异，节约样本量；缺点不适用于有自愈倾向的疾病。

### 3. 配对对照（paired control）

为了消除某些混杂因素干扰组间的可比性，增强研究结果的真实性，可将试验组的对象按配对因素（matching factor）选择与对照组相配对，称配对对照。例如，以年龄、性别或病情程度为配对因素相互配列，于是两组间的研究结果就可以消除其配对因素的影响，增强可比性，通常以1:1或1:2配对，不宜大于1:4。

### 4. 历史对照（historical control）

历史对照是将新的干预措施的结果与过去研究的结果作比较。历史对照是非同期对照，因患者的选择和试验条件很难相同，两者的基线可能不一致，诊断和治疗的方法也随时间改变而改变，预后也随之发生变化，故历史性对照有局限性及偏倚，论证强度较低。

### 5. 交叉对照（crossover control）

这是一种特殊的对照方式，即按随机方法将研究对象分为甲、乙两组，甲组先用试验药，乙组先用对照药。一个疗程结束后，间隔一段时间以消除治疗药物的滞留影响，然后甲组再用对照药，乙组用实验药，最后分析和比较疗效。这样既能自身前、后对比，又可消除试验顺序带来的偏倚。两次治疗的间隔时间因疾病的症状或药物残留的时间长短而不同。设立此种对照的目的：①研究药物应用先后顺序对治疗结果的影响；②研究药物最佳配伍方案。

### （二）按对照组的处理措施分类

**1. 空白对照（blank control）**

又称无治疗并行对照。在无治疗的对照研究中，受试者被随机分配到试验治疗组或空白对照组。基于伦理学的考虑，临床研究中单纯使用空白对照的情况不多，且空白对照不可能采用双盲设计，这种设计很可能仅仅是在下列情况下才需要和适用：即有理由确信研究终点是客观的；不可能实行双盲（如药物治疗与手术治疗；容易识别药物毒性的治疗）。例如：为防治化疗后粒细胞减少症的作用及不良反应，有研究者采用随机交叉空白对照临床研究评价若美斯（rhG－CSF）预防化疗后粒细胞减少的作用。研究中将 34 例患者随机分为 AB 组和 BA 组。AB 组第一周期（A 周期）化疗 48 小时后加用若美斯，第二周期（B 周期）为空白对照。BA 组则第一周期（B 周期）化疗 48 小时后不加用任何药物，第二周期（A 周期）加用若美斯。观察每一周期患者血中白细胞（WBC）值及中性粒细胞（ANC）值变化。由于采用了随机交叉空白对照的方法，空白对照能相对清晰地对比和衬托出试验组的变化和结果，增强了说服力，使得药物作用的评价更为客观。

**2. 安慰剂对照（Placebo control）**

药物常具有特异和非特异效应，为了排除非特异效应的干扰，常用安慰剂作对照。安慰剂是指没有任何药理作用的物质，常用的物质有淀粉、乳糖、生理盐水等。使用安慰剂对照时，要注意两点。第一，要求安慰剂的剂型和外观尽量与试验药物相同，而且对人体无害，以便于进行盲法处理；第二，要掌握安慰剂的使用指征，应限在目前尚无有效药物治疗的疾病研究中，或虽然使用安慰剂，但对患者的病情和预后基本没有不良影响，否则不要应用安慰剂对照。

安慰剂为不具有治疗或致病效应的制剂。对照组用安慰剂，与具有治疗或致病效应的试验措施进行比较对照，则为安慰剂对照。口服剂型通常用淀粉、维生素或葡萄糖粉作安慰剂，注射剂常用生理盐水作安慰剂。将安慰剂制成与试验用药物在包装、外形、颜色、味道、气味上难以区别者，称为模拟剂。安慰剂对照通常都是用于当前尚无有效药物治疗的疾病，往往是盲法的临床研究，为了克服研究者主观因素对结果的影响。

空白对照与安慰剂对照的共同特点是对照组能够保持其固有的自然特征，可清楚地看出处理因素的作用，但在运用时要以不违背医德为前提。

### 3. 标准对照（standard control）

标准对照或称阳性对照（positive control）：是临床上最常使用的一种对照，也称有效对照或积极性对照，即以现行最有效或临床上最常用的药物或治疗方法作为对照，用以判断新药或新疗法是否优于现行的药物或疗法。应用时要注意，不能用对症药物或保健食品作对照，也不能为了提高试验药物或疗法的效果而选用疗效低的药物或疗法作对照。

标准对照（或阳性药物对照、阳性对照）是指对照组使用公认"有效"的干预措施或药物，如诊疗指南、治疗方案或教科书推荐的干预措施或药物。这是应用最多的一种对照措施，常用于比较新的干预措施或药物和已知有效的"老"的干预措施或药物间的疗效差别。样本含量的估计时需要注意。

### （三）其他对照措施

### 1. 标准治疗加安慰剂对照试验（placebo – standard study）

两组患者都接受标准治疗，在此基础上试验组给予试验药物，对照组给予安慰剂，称为"标准治疗加安慰剂对照试验"。临床实践中发现试验药物不能完全控制或治愈所研究的疾病时，为了保护受试者的安全，可以采用标准治疗加安慰剂对照设计，中医药临床研究采用这种设计的研究较多。

### 2. 三臂试验（three – arm study）

在一个阳性药物的临床研究中，增加一个安慰剂对照组，从而形成同时使用安慰剂和标准对照的研究，称为"三臂试验"。它的好处是除了提供标准对照的信息外，还能获得与安慰剂对照的信息，实用性更强。如果研究结果未能提示试验药物优于阳性对照药物时，但可能发现试验药物与安慰剂的差别。

## 三、盲法原则

在临床研究中，"隐藏"治疗分组情况，使研究者或被研究者不知道每位受试者在试验组还是对照组，接受的是试验措施还是对照措施，称盲法研究（blind trial）。此外，盲法还应用于对研究资料的分析和报告的撰写。盲法的目的，是为了有效地避免研究者或受试者带来的信息偏倚。

### （一）盲法的分类

### 1. 单盲法（Single – blind）

"单盲"是指受试者不知道自己是在试验组还是对照组，而研究者知道。单盲法优点是操作简单，容易进行，发现临床问题能及时处理，对受试者的健康和安全有利。单盲法虽然可以减少来自受试者的偏倚，但不能避免研究者主观意愿的干扰，尤其是较难客观、定量测量的指标，如神经精神科的各种量表、中医的证候判效等。

### 2. 双盲法（double – blind）

"双盲"是指受试者和研究者双方都不知道分组情况。双盲的优点是可避免来自受试对象和研究者双方的偏倚，使资料的收集和结果的评价真实、可靠；缺点为在管理上缺乏灵活性，有特殊副作用的药物容易被破密，不适用于危重患者。双盲法通常用于评定药物的疗效，尤其在采用反映主观判断指标时（如心绞痛、头痛、眩晕、呼吸困难等），盲法试验更为重要。但双盲法在管理上会增加一些困难，临床试验过程出现紧急情况（不良反应、并发症等）需要破盲。

**3. 三盲法（trible – blind）**

"三盲"是指受试对象、研究者和资料分析或报告者都不知道受试对象分配在哪一组和接受哪一种干预措施。三盲的优点是在双盲的基础上还可避免资料收集、结果评价和资料分析时的偏倚，结果更为可靠。

**（二）实施盲法应注意的问题**

**1. 实施盲法的可行性**

进行盲法设计必须考虑实施的可行性。应根据病情、试验目的及条件、治疗措施等，充分考虑实施盲法的可行性。

**2. 制订实施盲法的有关规定**

实施双盲必须要制订严格、明确的管理制度、实施程序和操作方法，有规范化的观察和记录，并建立严格的检查督察制度。要有有效措施防止盲底编码的不必要扩散，如果临床研究过程中一旦全部破盲，整个临床研究将被视为无效，需要重新实施新的临床研究。

**3. 制定破盲条件**

制定破盲条件，对于每一份用药编号可设置一个"应急信件"（信件内容包括实际使用的药物名称和出现不良反应时的处理措施等），当患者出现严重的不良反应、治疗无效或病情加重时，应中止盲法治疗，给予相应的处理，这是保护受试者权益的必要措施。

**4. 双盲双模拟法**

如果试验药品与对照药品的剂型、用药时间或剂量不同，为保证盲法的实施，往往要采用双盲双模拟法。如试验药片剂与对照药注射剂比较，可先制作试验药片剂的模拟剂和对照药注射剂的模拟剂，执行时采用如下方法：

试验组：试验药片剂 + 对照药注射剂的模拟剂

对照组：试验药片剂的模拟剂 + 对照药注射剂

两组患者都接受了两种干预措施，但每组只体现一种干预措施的效应。

又如两种药物外观、用量或时间不同，如治疗组用 A 胶囊，2 粒/2 次/日；对照组用 B 片剂，1 片/3 次/日，可采用表 4 – 8 方法。

表4-8 不同用药时间双盲双模拟用药表

| 组别 | 第一次用药 | 第二次用药 | 第三次用药 |
|---|---|---|---|
| 治疗组 | A 胶囊 2 粒 | | A 胶囊 2 粒 |
| | B 片模拟剂 1 片 | B 片模拟剂 1 片 | B 片模拟剂 1 片 |
| 对照组 | A 胶囊模拟剂 2 粒 | | A 胶囊模拟剂 2 粒 |
| | B 片 1 片 | B 片 1 片 | B 片 1 片 |

### 5. 开放性试验（open trial）

开放性试验是指临床研究时不对研究者和受试者设盲，研究者和受试者都知道受试者是在治疗组还是在对照组，以及所给予的干预措施。因为某些临床研究不可以采用盲法，如外科手术治疗、行为疗法、功能的训练或涉及患者选择权益等，只能使用开放性试验进行观察。非盲法优点就是简单易行。最主要的缺点是容易发生各种偏倚，影响临床研究的真实性。

### （三）分组隐藏与盲法的区别与联系

分组隐藏与盲法在形式上都有"保密"的特点，但两者在实施的阶段、目的方面不同。分组隐藏在随机分组时发挥作用，分组完成时结束；盲法则在分组完成时开始，贯穿于干预和观察过程中。分组隐藏为了避免选择偏倚，而盲法的目的是避免信息偏倚。任何随机对照试验都必须使用分组隐藏，且是进行盲法研究的前提，两者成为不可分割的两个环节；盲法不能用于所有的随机对照试验，往往安慰剂对照的临床试验才可使用盲法观察。

## 四、重复原则

重复（replication）原则是指在相同试验条件下进行多次研究，确保研究结果的重现性。具体包括：①同一研究对象的重复观察：这是保证观察结果的准确度和可靠度。包括对仪器设备、条件方法、操作规程等要求。②多个研究对象的重复观察：避免把个别情况误认为普遍情况，把偶然或巧合的现象当作必然的规律，通过确定质量（同质性）和数量（足够的样本含量）的两个条件，使结果具有稳定性，使假设检验达到预定的目的。

### （一）控制同质性

临床研究的同质性（Homogeneity）是指同一的研究目的，要求纳入具有相同范围、性质、特征的研究对象，使研究样本所得到的结论能推及于相应的人群。同质性的控制一般涉及诊断标准、纳入标准、排除标准三方面。

### 1. 诊断标准（diagnostic criteria）

诊断标准是指能够正确诊断一个疾病或证候的依据。诊断标准应选择现行公认的、高等级的标准，依次为：①金标准：如病理诊断、放射检查等；②国际标准：如世界卫生组织（WHO）关于原发性高血压的诊断标准；美国风湿病学会（ARA）关于类风湿性关节炎的诊断标准；③国家标准：包括政府主管部门，全国性学术组织制订的诊断标准；④行业及地方性学术组织制订的诊断标准；⑤专家标准：专家的学术专著、论文制订的诊断标准；⑥个人标准：研究者自己制定的诊断标准。

**2. 纳入标准（inclusive criteria）**

指合格受试者所应具备的条件。在一项具体研究中，被纳入研究的对象除应符合诊断标准外，研究者还必须根据具体的研究目的及实施的可行性，对纳入研究的对象的其他条件同时作出规定。包括：①对于病情、病型、病期、病程的规定；②对年龄、性别、婚姻状况的规定；③对职业、居住地、个人嗜好状况等的规定。

**3. 排除标准（exclusive criteria）**

指不应该被纳入研究的条件。其目的在于排除其他因素对研究结论的影响。

（1）不符合诊断标准和纳入标准者。

（2）虽符合诊断标准，但有下列情况之一者一般被排除：①同时患有其他病证或合并症者；②已接受有关治疗，可能影响对效应指标观测者；③伴有影响效应指标观测、判断的其他生理或病理状况，如心、肝、肾损害，影响药物体内代谢者；过敏体质；月经周期等；④某些特殊人群如被纳入研究则有悖于医疗道德者，如孕妇、婴幼儿、未成年人、智力障碍、高龄患者、病情危笃或疾病的晚期患者。⑤不合作者，如不愿意接受研究措施；⑥其他：如住地过远，未能随访者。

排除标准要根据研究目的、研究内容设定，不同的研究目的有不同的排除标准。

同群体患者比较时，试验组与对照组具有相同的诊断、纳入和排除标准；若是不同群体间的比较，则对照人群也应有相应的诊断、纳入和排除标准。临床研究若以"健康"人群为试验或对照人群时，必需根据具体研究目的，予"健康人"以定义和标准。诊断标准、纳入标准和排除标准是确定合格受试对象的互为补充、不可分割的必备条件。

**（二）样本量估算**

在临床研究中，无论是抽样调查还是临床试验，都不可避免地要遇到样本量多少合适的问题。当然，研究对象的例数越多，抽样误差越小，从样本计算出的频率或平均数等统计量就越接近总体参数，从这个角度讲，研究例数越多越好。但若观察例数太多，不仅增加了临床研究的困难，可执行性低，而且难以控制研究质量。因此，样本量以恰当为宜，多少是恰当呢？通常需要根据研究类型、研究目的、方案设计、专业要求和统计学要求而确定。总体上与以下因素有关。

（1）计数资料已治愈率、有效率、缓解率、生存率、病死率等为分析指标时，频率指标（$P$）越低，所需样本量越大。

（2）实验组和对照组结局事件比较指标的数值差异大小：差异越小，所需的样本量越大。

（3）检验的显著性水平 α（Ⅰ型错误的概率）和检验功效 1 - β（β 为Ⅱ型错误的概率）：α 和 β 越小，所需的样本量越大。

（4）单侧检验或双侧检验：单侧检验所需的样本量小，双侧检验所需的样本量大。

样本含量的估计既可通过公式计算，也可以查表得到。含量估算的计算公式比较复杂，查表法较为简便实用，具体内容可查阅有关医学统计学、临床流行病学著作。

# 第三节　常用临床研究方案

当研究假说被提出后，首先考虑选用什么研究设计方案验证假说。临床研究设计方案有多种，每种方案有各自的特点和应用条件。临床研究设计方案按照工作的时间可以分为前瞻性、回顾性、横断面等类别，按照方法学、研究内容、因果联系强度也可以进行不同的分类。

## 一、常用临床研究方案的分类

### （一）按方法学特征分类的临床研究方案

此种分类方法主要源于流行病学方法学。因为临床流行病学的理论、方法主要源于流行病学，因此，这是一种较为传统的分类方法。此法概括性较全面，但对实验方案种类不够具体（表 4 - 9）。

表 4 - 9　按方法学分类的临床研究方案

| 方法学分类 | 研究方法 | |
| --- | --- | --- |
| 观察性研究（observational study） | 描述性研究（descriptive study） | 病例报告（case report） |
| | | 病例分析（case series） |
| | | 横断面研究（cross - sectional study） |
| | 分析性研究（analystical study） | 病例对照研究（case - control study） |
| | | 队列研究（cohort study） |
| 实验性研究（experimental study） | 临床试验（clinical trial） | |
| | 现场试验（field trial） | |
| | 社区试验（community trial） | |

### （二）按研究内容分类

临床研究内容较为广泛，包括疗效及药物不良反应评价、疾病预后评价、诊断试验、病因研究等。每一个研究内容的设计方案都有不同点。按照研究内容分类考虑了不同设计方案的论证强度和可行性，较切合临床实际。其中主要的研究方法见表 4 - 10。

**表4-10 按照研究内容分类的研究方案**

| 研究内容 | 备选方案 | 论证强度 | 可行性 |
|---|---|---|---|
| 病因/危险因素 | 随机对照试验（RCT） | ＋＋＋＋ | ＋ |
| | 队列研究 | ＋＋＋ | ＋＋＋ |
| | 病例对照研究 | ＋ | ＋＋＋＋ |
| | 描述性研究 | ± | ＋＋＋＋ |
| 防治性研究 | 随机对照试验 | ＋＋＋＋ | ＋＋ |
| | 交叉试验 | ＋＋ | ＋＋ |
| | 前后对照试验 | ＋ | ＋＋ |
| | 病例对照研究 | ＋ | ＋＋＋ |
| | 描述性研究 | ± | ＋＋＋＋ |
| 预后研究 | 队列研究 | ＋＋ | ＋＋ |
| | 病例对照研究 | ＋ | ＋＋＋ |
| | 描述性研究 | ± | ＋＋＋＋ |

### （三）按因果联系强度分类

按因果联系强度分类是根据每种方案的设计特点和论证强度将研究设计方案分为实验性研究和观察性研究两类，见表4-11。实验性研究所得结果的论证强度高于观察性研究。实验性研究的各方案均为前瞻性研究，符合因果关联的时间先后顺序。实验性研究根据其特点，可分为真实验研究和类实验研究。真实验研究论证强度高于类实验研究。

**表4-11 按因果联系强度分类的临床研究方案**

| 强度排序 | 分类 | 方案 | 时间方向 |
|---|---|---|---|
| 1 | 实验性研究 | 随机对照试验 | 前瞻性 |
| 2 | | 交叉对照试验 | 前瞻性 |
| 3 | | 前后对照试验 | 前瞻性 |
| 4 | | 单病例随机对照试验 | 前瞻性 |
| 5 | | 非随机对照试验 | 前瞻性 |
| 6 | | 历史性对照 | 前瞻性 |
| 7 | | 序贯试验 | 前瞻性 |
| 8 | 观察性研究 | 队列研究 | 前瞻性 |
| 9 | | 病例对照研究 | 回顾性 |
| 10 | | 现况调查 | 横断面 |
| 11 | | 叙述性研究（病例分析） | 回顾性 |
| 12 | | 个案报告 | 不确定 |

## 二、病例分析和个案报告

病例分析和个案报告都是无对照的病例观察性研究，是对一个研究个体或者一组研究群体的详细临床资料或病史记录进行分析的观察性研究。

### （一）概念与设计要点

无对照的临床研究常见的有两种类型：病例分析和个案报告。

**1. 病例分析**

病例分析也称病例系列研究（case series）。

（1）概念和特点　病例分析是临床医生对一组相同疾病的临床资料，包括诊断、治疗、预后等内容进行整理、统计分析并得出结论的过程。病例分析是临床医生较为常用的一种方法，主要用于分析某种疾病的临床表现和治疗效果，该方法属于回顾性研究，不设立对照，仅是叙述性的。其结果强度较弱，结论有局限性，属于低级别证据。

（2）设计要点　①病例分析的资料主要来源于临床病例记录，通过对接受相同干预措施下的一组患者或具有相同疾病的患者其临床表现、临床治疗及疗效情况等进行描述和评价。②没有设立对照组。③分析结局与干预措施的关系，提供的证据只能为经验性证据，不能下因果联系的最终结论。

**2. 个案报告**

个案报告也称单个病例研究（case report）。

（1）概念和特点　个案报告是针对临床实践中发现的某一个或某几个特殊病例或个别现象进行的报告。单个病例研究设计也属于观察性研究，包括患者的诊断、病情、治疗、影响因素等特殊情况，也可以是经验教训总结。其主要目的是使临床实践中发现的稀有病例或新发疾病能够及时得到报道，以引起医学界的重视和再发现。个案报告要突出新意、真实、简洁的特点。

（2）设计要点　个案报告要求在研究中仅研究 1 个或 2 个，最多不超过 5 个病例。单个病例研究是对单个患者暴露于某种干预下产生的某种结果进行描述和评价。要有明确的诊断方法、诊断标准及诊断依据；还要有完整的资料信息，主要包括患者的一般状况（性别、年龄、职业、民族等）；主诉、现病史、既往史、体格检查、实验室检查、特殊检查、临床诊断等；详细记载疾病发生发展过程，提供每一阶段的检查结果及治疗措施等；对病例的独特之处加以讨论并指出该病例给予的启示。个案报告对资料的完整性有较高的要求，若资料不完整则不能报告。

### （二）应用范围

1. 适用于新发病、罕见病、特殊病或者研究周期较长的疾病的危险因素、预后、疾病演变（自然史）等问题的研究。

2. 适用于疾病预后清楚、患者有明显的选择倾向、无其他可用的或可接受的治疗方案。

3. 常见病的异常现象。

4. 特殊新药、新疗法疗效及药物不良反应监测等情况。

5. 不典型或少见复杂疾病的临床误诊或误治病例。

### （三）优缺点

**1. 优点**

（1）可用于因伦理等问题无法实施对照研究。

（2）可用于观察临床对照试验排除的患者人群，而这些人群可以在病例系列和单个病例中被充分地记录下来，为将来进一步试验研究提供依据。

（3）观察特殊疾病（肿瘤、AIDS、非典型肺炎等）、罕见慢性病、暴露与结局时间较长的研究、并发症和不良反应。

（4）费用低廉，容易进行。

（5）提出假说，为未来指明研究方向。

**2. 缺点**

（1）证据强度较低，不能证明因果关系。

（2）研究结论缺乏外推性。

（3）偏倚较大且无法控制。因此，在采用这些报告的结论时要非常谨慎。

## 三、横断面研究

有些医学研究只是为了获得特定时间内的疾病或相关因素的状况，通过对疾病或健康问题的"三间"分布进行描述，从而确定疾病高危人群、高发时间和高发地区，为进一步病因研究提供线索，这类研究称为横断面研究（cross – sectional study）。

### （一）概念和特点

横断面研究又称现况研究或现患病率研究，是指在特定人群中应用普查或抽样调查等方法收集特定时间内的相关变量、疾病或健康资料，以描述目前疾病或健康状况的分布以及影响因素的研究。

横断面研究因为同时获得患病和因素的信息，无法确定时序关系，故一般不进行因果联系的分析。横断面研究也没有设立对照组，无法进行比较，所得结论的论证强度低。

### （二）设计要点

**1. 确定调查方式**

横断面调查方法分为普查（census）和抽样调查（sampling survey）。

普查：是指调查特定时点或时期、特定范围内的全部人群。选择普查的原则为：①所普查的疾病患病率不宜太低；②检测手段和方法简单易行；③有足够的人力、物力和财力进行调查。

抽样调查：指从某一总体人群中按随机化原则抽取部分有代表性的个体（样本）进行调查，用这部分样本的调查结果推算出该目标总体的情况。

**2. 确定研究变量**

研究变量的设定应反映研究目的。研究变量包括疾病指标和相关因素变量等。

**3. 制定调查表和确定调查及检测方法**

调查表的编制是关系到研究成败的关键，在编制过程中应注意以下几点。

（1）调查表文字表达应清晰、准确、易懂；以客观定量问题为主；对暴露测量必须有明确的定义和测量尺度；

（2）问题的排列方式应先易后难、先一般后隐私；

（3）调查表的设置方式可采用"封闭式"调查表，即将各种可能的答案列在调查表上由调查对象选择其中一个答案。对难于限定答案尺度的，也可采用"开放式"调查表，即调查对象回答问题不受限制；

（4）调查表内容一般包括三部分：①一般性项目，可包括姓名、性别、年龄、文化程度、职业等人口学信息；②调查研究项目部分，是调查的关键内容；③调查者部分，列出调查者和调查日期等基本信息。

调查可根据调查对象和调查员设计自评或他评调查表。实验室检测方法尽量采用简单易行的技术和灵敏度高的检测方法。正式调查前，应对拟好的调查表进行预调查（pilot study），以确定调查表的可行性、真实性和可靠性，以确定是否必要进行修订。

**4. 培训调查人员**

按照标准的方法对调查员进行统一培训，保证收集资料方法和标准的统一规范。

**（三）应用范围**

1. 了解疾病或健康水平的状况及影响因素，确定目标群体疾病的患病率及分布状况。

2. 初步了解疾病或事件的影响因素，为疾病致病因素的研究提供线索。

3. 了解中医证候分布规律。

4. 确定高危人群、高发地区和高发时间。

5. 了解人群行为态度与健康方式及看法、卫生保健措施及计划的利用等，对疾病检测、预防接种效果及其他资料进行评价。

**（四）优缺点**

**1. 优点**

（1）由于横断面研究资料分析时，将研究对象按照是否患病进行比较，即来自同一群体自然形成的同期对照组，结果具有可比性。

（2）伦理学安全。

（3）可同时观察多种因素，是病因探索的基础工作。

**2. 缺点**

（1）由于是在一定时点内进行的描述性研究，调查时疾病与暴露因素同时存在，因此该研究有时难以确定先因后果的时相关系。

（2）研究对象可能处于临床前期而被误认为是正常人，从而低估了患病率。

（3）现况研究得到是某一时点或期间患病的情况，无法获得发病率资料。

**（五）应用实例**

1. 通过分层随机抽取成都市某区 35~74 岁居民 400 人，抽样方法：将名单按性别分成两层，每一个体一个随机号码，按随机号码排序，从最小的号码开始抽取，将抽到的个体归类到各自的性别年龄组，重复上述过程直到男女性分别有 200 人，4 个年龄组各自至少有 30 人。核对每一家庭只抽取一个成员，若有多个抽到，留下第一位被抽到的。重复抽样过程直到 400 人。按照现场测量血压按是否高血压分组，测定舒张压、收缩压、空腹血脂、血糖、身高、体重，询问家庭年收入、年龄、吸烟及饮酒情况。结果：（1）通过方差检验提示高血压组年龄、肥胖情况、总胆固醇、甘油三酯、LDL 及血糖均大于血压正常组，而 HDL 小于正常血压组。（2）多重线性回归分析及相关系数提示收缩压与年龄、体重指数、肌酐和甘油三酯呈现显著正相关，与家庭收入呈现负相关。舒张压与体重指数、吸烟量呈显著正相关。（3）多因素分析发现体重指数是影响血压的主要因素。（余海涛，等. 成都市某区居民高血压与多种危险因素相关性分析. 川北医学院学报，200，20（1）：71-74）

2. 目的：探讨冠心病心绞痛血气虚证候特点及与相关因素的关联性。方法：制定临床信息采集表，对符合纳入标准的患者进行信息采集，建立证候数据库，然后对气虚的证候特点进行分析，并与相关因素关联性进行 logistic 回归分析。结果：2009 年 02 月~2010 年 06 月共收集山东省 7 家中医医院 2029 例冠心病患者资料。（1）证候要素的分布特点：血瘀（85.1%）>气虚（75.0%）>痰浊（39.7%）>阴虚（38.5%）>阳虚（16.7%）>气滞（15.1%）>寒凝（4.9%）。血瘀和气虚 2 个证素构成比远远高出其他证素，是冠心病心绞痛最主要的 2 个证候要素。（2）logistic 回归分析 10 个危险因素的作用强度依次为高脂血症（4.756）、糖尿病（4.090）、高血压（2.602）、TG（1.698）、吸烟史（1.442）、GLU（1.299）、年龄（1.156）、TC（0.629）、心绞痛类型（0.168）、性格（0.139），10 个危险因素中高脂血症、糖尿病对气虚的影响强度较大，性格对气虚的发病影响强度最小。（3）气虚证的脏腑分布比例特点：心气不足 99.9%，肾气不足 96.2%，脾气不足 61.2%，肺气不足 18.3%。结论：气虚证是冠心病心绞痛最常见的证候要素，气虚血瘀是其根本的病机，高脂血症、糖尿病与气虚相关性最强。（周景想等. 冠心病心绞痛气虚证证候特点及相关影响因素分析. 中华中医药学刊，2012，30（10）：2336-2338）

## 四、病例对照研究

病例对照研究（case - control study）又称回顾性研究（retrospective study），是以

确诊患有某特定疾病的患者为病例，以不患有该病但具有可比性的个体为对照，通过询问调查、实验室检查等方法，搜集既往各种可能的影响因素的暴露史，测量并比较病例组与对照组中各因素的暴露比例从而判断暴露因素与疾病之间有无关联以及关联程度大小的研究。

**（一）设计模式**

设计模式见图 4-2。

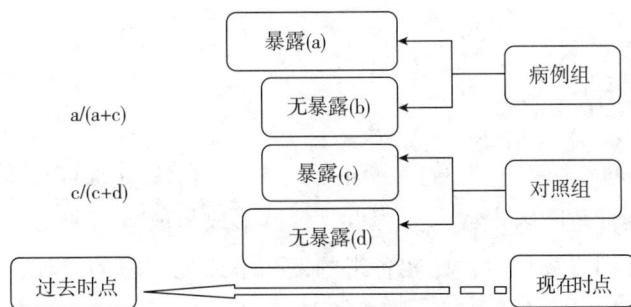

图 4-2　病例对照研究设计模式示意图

病例对照研究属于观察性研究，需要设立对照组，研究的方向为由"果"到"因"的研究，不能证明疾病与暴露因素的因果关系，但可以检验横断面研究提出的病因假设。疾病与暴露因素的关联程度大小的指标称为比值比（odds ratio, OR），即病例组和对照组的暴露比的比值。

**（二）设计要点**

1. 研究开始时间是在疾病发生之后进行的。

2. 研究对象根据研究目的和规定标准选择具有某一特征（患某种疾病）为病例组，不具备这一特征（不患该病）的人群为对照组。病例的诊断要有明确的诊断标准，尽量采用国际通用或国内统一的诊断标准；对照的选择应与产生病例的人群来源尽可能一致。可选择成组或匹配的病例对照研究设计。

3. 暴露因素的确定及收集。尽可能收集与疾病相关的所有暴露因素。被研究的暴露因素的情况由研究对象或代理人通过对过去的回顾来提供，因此会存在回忆偏倚。为了减少回忆便宜，尽量选择新病例，而不选择死亡病例。

4. 通过比较病例组与对照组的暴露率判断暴露因素与疾病有无统计学关联，通过OR 值的大小判断暴露因素与疾病的关联程度。因为不符合由果到因的时间顺序，不能得出因果关联的结论。

**（三）应用范围**

病例对照研究的用途极为广泛，既可用于病因探索，又可用于评价干预措施的效果和药物的不良反应等。

**（四）优缺点**

**1. 优点**

（1）回顾性研究，不影响病例的治疗，很少涉及伦理学问题。

（2）适合罕见病及潜伏期较长的疾病的病因研究。

（3）可以同时调查一种疾病与多种因素的关系，可用于病因探索。

（4）通过询问调查研究对象既往的暴露史，省力、省钱、省时间，较易于组织实施。

**2. 缺点**

（1）不适用于暴露比例低的因素调查。

（2）不符合时间的先后顺序，论证强度较差，无法得出因果关联结论。

（3）存在回忆偏倚。

## 五、队列研究

队列研究（cohort study）又称定群研究，将一个范围明确的人群按是否客观暴露于可能的致病因素或危险因素或暴露程度，自然形成暴露组与非暴露组或不同的暴露亚组，随访一段时期或数年后，比较各组的发病率或死亡率的差异，从而确定暴露与疾病有无因果关系以及关联程度大小的观察性研究方法。

队列研究依据研究对象进入队列时间及观察终止时间的不同，分为前瞻性（prospective）队列研究、历史性（historical）队列研究和双向性（ambispective）队列研究。

### （一）设计模式

**1. 前瞻性队列研究**

研究对象的分组是根据研究开始时研究对象的暴露状况而定的。此时，研究的结局还没有出现，需要前瞻性地随访一段时间才能得到。

前瞻性队列研究的设计模式如图4-3。

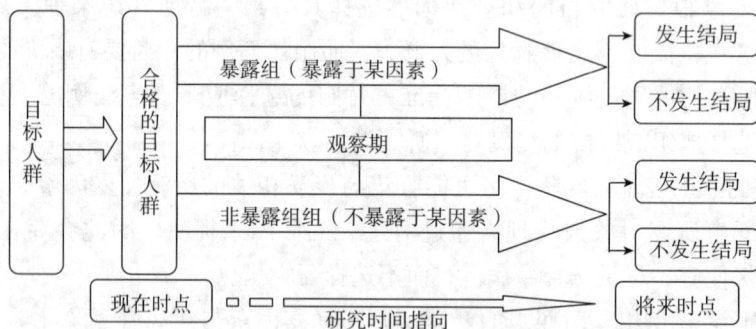

图4-3　前瞻性队列研究设计模式示意图

**2. 历史性队列研究**

研究对象的分组是根据研究开始时研究者掌握的有关研究对象过去某个时点暴露的历史性材料做出的；研究开始时，研究的结局已经出现。虽然研究是从现在开始的，但研究对象是在过去某个时点进入队列的，暴露与结局的资料收集方法是回顾性的，但其性质依然是从因到果的前瞻性观察。历史性（回顾性）队列研究的设计模式如图4-4。

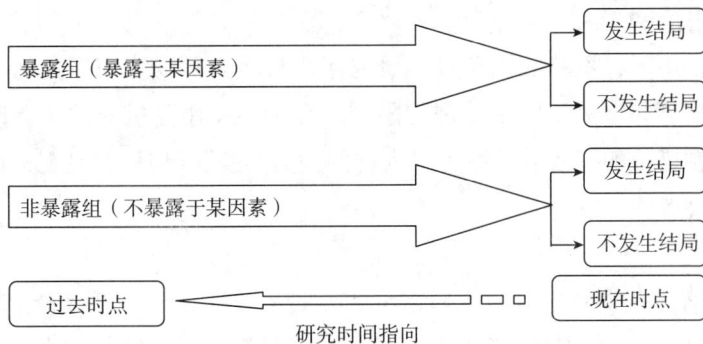

图 4 - 4　历史性队列研究的设计模式示意图

**3. 双向性队列研究**

双向性队列研究也称混合型队列研究，即在历史性队列研究之后，继续前瞻性观察一段时间，它是将前瞻性队列研究与历史性队列研究结合起来的一种设计模式，因此兼有上述两类的优点，且相对地在一定程度上弥补了相互的不足。

三种类型队列研究示意图见图 4 - 5。

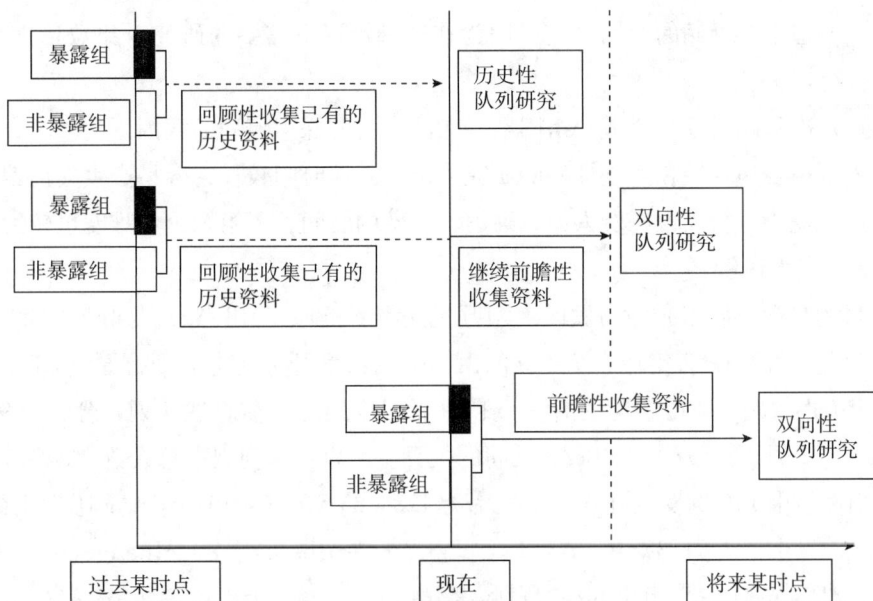

图 4 - 5　队列研究类型示意图

## （二）设计要点

1. 确定研究因素，根据客观研究（暴露）因素将研究对象分为暴露组和非暴露组。

2. 确定研究结局指标。

3. 确定随访时间，保证研究结局发生的足够时间；分析比较暴露组和非暴露疾病结局发生的差异，判断暴露因素与结局的因果联系，其关联程度大小的主要指标为相对危险度（relative risk，RR），是暴露组与非暴露组结局发生率的比值。

## （三）应用范围

队列研究常用于：检验病因假设；研究疾病自然史等。队列研究的证据比病例对照研究更为可靠。如果由于医学伦理的限制，在不能使用随机对照试验时，可以用队列研究评估干预措施的疗效，被称为"人群的自然实验"，但依然是观察性研究。

## （四）优缺点

### 1. 优点

（1）能够直接获得暴露组和非暴露组的发病率或死亡率，可直接计算 RR 和归因危险度（attributable risk，AR）等指标，直接分析暴露与疾病的因果关系。

（2）由于暴露因素发生在前，结局发生在后，符合时间的先后顺序，偏倚相对较小，原始研究证据的级别强度仅次于随机对照试验研究。暴露因素的作用可分等级，可计算"剂量 - 反应关系"，

（3）可以同时调查一种暴露因素与多种结局的关系。

（4）有利于了解疾病的自然史。

### 2. 缺点

（1）不适于罕见病的病因研究，因为在这种情况下需要的研究对象数量太大，一般难以达到。

（2）每次只能研究一个或一组因素，无法广泛的探索疾病的病因。

（3）不适合病程较长的慢性病的研究，由于随访时间较长，容易产生失访偏倚。

（4）所需投入较大，耗费人力、财力，花费的时间长，组织工作难度也较大。

## （五）应用实例

1. 目的是探讨启东肝癌高发区乙型肝炎病毒 e 抗原（HBeAg）与肝癌发生之间的关系。方法：利用 1992 年在启东建立的由 807 例乙型肝炎病毒表面抗原（HBsAg）携带者和 761 例性别、年龄匹配的 HBsAg 阴性者组成的肝癌前瞻性队列，分析 1992 年 5 月～2010 年 3 月肝癌发生与 HBeAg 之间的关系。结果：队列观察总人数为 24715 人年。HBsAg 阳性组中 156 例发生肝癌，发生率为 1288.83/10 万人年；HBsAg 阴性组中 9 例发生肝癌，发生率为 71.37/10 万人年。肝癌发病在 HBsAg（＋）/HBeAg（－）和 HB-sAg（＋）/HBeAg（＋）组中的相对危险度分别为 13.25（95% CI 为 6.67～26.33，P＜0.001）和 28.05（95% CI 为 13.87～56.73，P＜0.001）。在 HBsAg 阳性者中，HBeAg 效价＜24、1∶24～1∶27、1∶28～1∶212 和＞212 者其罹患肝癌的风险分别是 HBeAg 阴性者的 2.55（95% CI 为 1.54～4.22，P＜0.001）、5.02（95% CI 为 2.89～8.73，P＜0.001）、1.71（95% CI 为 0.91～3.18，P＞0.05）和 1.19（95% CI 为 0.64～2.23，P＞0.05）倍。结论：HBeAg 是预测肝癌高危的一个重要指标，且低效价者的危险度更高。（孙燕等. 乙型肝炎病毒 e 抗原与肝癌关系的 17 年前瞻性队列研究，肿瘤，2011，31（9）：841－845）

2. 通过前瞻性队列研究，探讨Ⅱ、Ⅲ期结肠直肠癌在西医常规治疗基础上长期应

用中医综合治疗减少复发转移的临床价值。由西苑医院和北京军区总院收集手术时间为2000年2月~2006年3月的Ⅱ~Ⅲ期结肠直肠癌根治术后患者222例，均行西医常规治疗（根治术、化疗和/或放疗，按照NCCN临床指导进行），按患者是否加用中医综合治疗（辨证论治汤剂+1种中成药大于1年的治疗）分为2组。其中，西苑医院中西医结合治疗组107例，北京军区总院单纯西医治疗组115例，2组患者在手术时间、年龄、性别、TNM分期和病理分型均具有可比性。对患者进行1~5年的随访，观察两组1，2，3，4，5年复发转移率，每3~6个月随访1次，最后有27例失访。所有患者的5年随访结果将在2011年获得。结果：目前在中西医结合治疗组中，1，2，3，4，5年复发转移率分别为0（0/97），2.06%（2/97），12.37%（12/97），13.40%（13/97）和14.94%（13/87）；未加中药组为5.0%（5/98），24.48%（24/98），31.63%（31/98），39.79%（39/98）和44.82%（39/87），2组比较2年以后复发转移率有显著性差异（$\chi^2 = 12.117$，$P = 0.000$）；第1年的复发转移率2组比较无统计学意义。Ⅱ~Ⅲ期结肠直肠癌西医常规治疗后长期加用中医综合治疗，可能减少肿瘤的复发转移，具有较大的临床价值。（关佳慧等．中西医结合治疗减少Ⅱ~Ⅲ期结肠直肠癌根治术后复发转移222例队列研究的再随访．癌症进展，2010，8（2）：193 – 195）

3. 为探讨习练八段锦对疲劳性亚健康者生活质量的改善作用，进行了前瞻性队列研究。根据是否习练八段锦分为八段锦和对照2个队列，进行为期6周的研究。在给2个队列的人群进行健康教育与指导的基础上，八段锦队列的人群依据研究方案习练八段锦，对照队列的人群不采取任何干预措施。八段锦队列的人群，在经过1周的八段锦培训，经考核确保达到培训标准后，正式进入6周的观察期。观察期内每周集中锻炼1次，其余时间自行锻炼，每天2次，共约30min。在入组及第6周末分别对研究对象用健康状况问卷（SF – 36）进行调查，比较2组人员生活质量的变化。结果纳入数据分析的129例受试者中，八段锦队列62人，对照队列67人。第6周末数据与基线数据比较，八段锦队列的总体健康（GH）、生理机能（PF）、生理职能（RP）、情感职能（RE）、生命活力（VT）和心理健康（MH）分值有显著提高；对照队列的GH分值有显著提高，2队列的躯体疼痛（BP）分值均显著下降。第6周末数据与基线数据的差值比较，八段锦队列的PF、RP和RE的差值为正数，并显著高于对照队列的相应数值；而八段锦队列BP的6周分值之差为负数，并显著低于对照队列的相应数值。习练八段锦对疲劳性亚健康状态者的生活质量有一定改善作用。（廖艳等．习练八段锦对疲劳性亚健康人群生活质量改善作用的队列研究．北京中医药大学学报，2011，34（3）：209 – 212）

## 六、随机对照试验

随机对照试验（randomized controlled trial，RCT）是按照随机分组方法，使每位研究对象（患者）有同等机会被分入试验组或对照组，试验组实施治疗措施（intervention），对照组给予对照措施或安慰剂（placebo），在相同条件下，应用客观效应指标，经过一段时间观察随访后，比较两组的差别。或将研究对象按已知的对研究结果影响较大的因素（混杂因素）分层，再用随机化方法将不同层的研究对象分为试验组和对照组。分层后，可增强试验组和对照组在研究初始阶段的可比性，获得正确的结论。但分层不宜过多，否则不利于管理。而且在样本量不是很大时，每层中病例过少，会对实施随机化和结果分析带来困难。

随机的意义在于控制研究的混杂偏倚，增加组间的可比性，经统计处理可以获得可靠真实的结果。RCT 的基本原则是随机、对照和盲法。

## （一）设计模式

随机对照试验的设计模式如图 4 - 6。

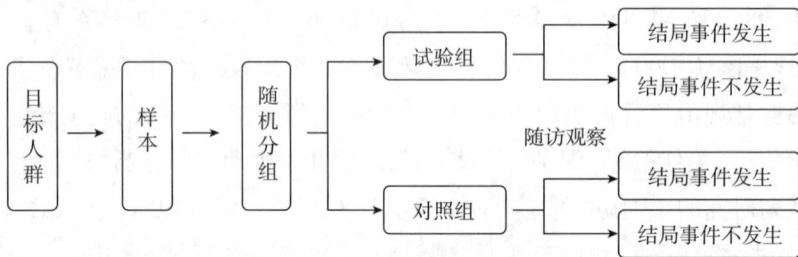

图 4 - 6    随机对照试验的设计模式

## （二）设计要点

1. 制定实验计划，明确试验目的、试验对象的具体要求和来源、研究因素，确定观察指标、观察时间及资料的收集方法。

2. 确定研究人群，规定明确的诊断标准、使用统一的入选、排除和退出标准；研究对象的代表性；研究对象应能从试验中获益。

3. 确定样本含量。

4. 通过严密的、合理的对照设计，控制偏倚。

5. 随机分组，增强试验组与对照组的可比性，提高结果的真实性，减少偏倚。

6. 应用盲法去除主观心理因素对研究结果的干扰。

7. 制定观察疗效和不良反应的检测方法、判定标准。

8. 制定数据统计分析的方法，既要符合统计学要求也要达到专业要求。

## （三）应用范围

### 1. 临床治疗或预防性研究

临床治疗性或预防性研究是应用 RCT 最多的方面，有以下几种情况：

（1）探讨某一新药或新的治疗措施与安慰剂对照的结果差异，以评价试验药物的有效性及安全性，多见于新药的 Ⅱ 期、Ⅲ 期临床试验。

（2）探讨某一新药或新的治疗措施与传统治疗措施的结果差异，以判定新的疗法能否提高疾病的治疗或预防效果。

（3）用于大样本、多中心的随机对照试验。

**2. 预防或群体干预性研究**

RCT 还可应用于疾病的群体预防和干预性研究，是前瞻性研究的一个特例，是群体研究方法中的一种科学性很强的实验性研究。如评价低钠盐对高血压患者的降压效果的试验研究，就可以采用随机对照试验。

**3. 病因学因果关系研究**

在特定的条件下，RCT 也可以用于病因学因果关系的研究。应用的前提是拟研究可能致病因素，对人体尚无确切的危险性证据，但又不能排除它与疾病的发生有关。在此类内容的研究中，要时刻注意伦理学问题。

**（四）优缺点**

**1. 优点**

（1）研究结果的真实性强：由于设计考虑严谨，故此结果作为证据级别高，是系统评价的主要来源。

（2）可以有效地控制偏倚：由于设计中采用了随机分配原则，这样就可以防止选择性偏倚和混杂偏倚的发生，并保证组间的均衡可比性；设计中采用了盲法原则，这样就可以避免信息偏倚的发生。

（3）资料统计分析容易实施：RCT 试验设计的指标客观、明确，并多以随机抽样、盲法作为基础，所获资料非常便于统计分析。

（4）结果的外推性强：目前许多药物或者疗法的大型多中心临床试验多为随机对照试验，代表性好，因此其结论既具有良好的内部真实性又具有良好的外部真实性。

**2. 缺点**

（1）存在潜在的伦理学问题：由于实验中要设立对照组，且采用对照方案（有时是安慰剂对照）及盲法，因此在选择研究对象的时候要严格规定试验条件并保证试验分组的公平性。

（2）实施难度较大：本研究方案所需要的样本量大，耗费人力、物力较多，研究工作的周期也较长，组织工作比较复杂。

（3）样本代表性受限：非多中心随机对照试验的研究对象往往限于本单位，且有严格的纳入标准、排除标准，因此研究对象的代表性不够充分，外在真实性也有一定的局限性。

（4）选择对照的局限性：若各类对照，如安慰剂使用不当，会影响患者的治疗，甚至违背伦理原则。

**（五）特殊类型的随机对照试验**

**1. 整群随机对照试验（cluster randomized control trial）**

指在一些随机对照研究中，以多个个体（组群）为分配单位，如以一个家庭，一对夫妇，一个小组甚至一个社区、乡镇等作为随机对照试验的随机分配单位，将其随机地分配在试验组或对照组，分别接受相应的措施，进行研究。

**2. 半随机对照试验（quasi – randomized control trial）**

按半随机方式分组，即按受试者的生日、住院日或住院号等的末尾数字的奇数或偶数，将受试者分配到试验组或对照组，接受各自的试验措施。半随机对照试验容易造成混杂偏倚的影响，造成基线情况的不平衡，因此，虽然花费的时间、精力、财力并不亚于随机对照试验，其结果的真实性和可靠性却不及随机对照试验。

**3. 单病例随机对照试验**

单病例随机对照试验（N of one RCT）是应用随机对照试验的原理，随机安排治疗期和对照期，需要至少进行两轮以上，应用于单个病例的自身交叉对照治疗试验。评价多种药物的有效性及安全性，以筛选出最适宜的药物。单病例随机对照试验的目的是观察个体病例对多种治疗以及干预措施的反应，以帮助制定个体病例的治疗决策。单病例随机对照试验的受试者既是试验者也是其自身的对照者，在试验过程中受试者交替接受试验药和对照药，每一轮试验开始时，采用随机方法确定先接受试验药物还是对照药物，每个观察期间及每轮试验期间需设洗脱期，在研究过程中需采用盲法，当试验数据能充分表明试验药物对事先制定的研究目标是否与作用时，则可终止试验。

单病例随机对照试验要求疾患在一定时间较为稳定，疗效指标或病情能随给药、撤药较快变化，洗脱期时间恰当。该类研究试验包裹不同阶段，基线可能不一，影响可比性；不适用于多病种和药物的研究；结果不能外推到其他患者。

**（六）应用实例**

1. 为探讨人参皂苷联合泼尼松治疗系统性红斑狼疮（SLE）的治疗效果，设计了随机双盲对照临床研究。采用随机数字表法将 60 例 SLE 患者按纳入顺序分为 2 组，每组 30 例：治疗组在常规泼尼松治疗基础上给予人参皂苷胶囊每次 50mg，每天 2 次，对照组在常规泼尼松治疗基础上加人参皂苷胶囊模拟剂每次 50mg，每天 2 次。试验结束后随机号码和数据才被揭盲。两组疗程均为 3 个月。共完成 55 例，其中治疗组 28 例，对照组 27 例。总有效率治疗组为 83.3%，对照组为 60.0% 比较（$P < 0.05$），治疗组 SLEDAI 评分、血沉和补体 C3 改善情况亦优于对照组（$P < 0.05$）。结论：人参皂苷可以提高泼尼松治疗 SLE 的临床疗效，降低 SLEDAI 评分，促进血沉、补体 C3 的恢复。（尤艳利等．人参皂苷联合泼尼松治疗系统性红斑狼疮的随机双盲对照研究．中国中西医结合杂志，2009，29（9）：776 – 779）

2. 妇产科为预防早产儿因缺氧带来的大脑损害和对今后智力发育不全的影响，曾对早产婴儿均施以高浓度的氧气疗法，当时几乎被常规在临床应用。后来发现经此治疗的婴儿出现了眼晶体后纤维组织增生，导致不同程度的视力障碍，严重者甚至失明。经分析推论，认为可能与高浓度氧疗有关，为证实这种因果效应，于是采用了随机对照试验，一组早产儿继续用高浓度氧疗，另一组则用低浓度氧疗。经追踪观察分析，上述视力障碍确与高浓度氧疗有关，于是，临床上就淘汰了这一疗法。

## 七、交叉对照试验

交叉对照试验（cross – over controlled trial，COCT）是随机对照研究的特例。该设计方案分为两阶段。首先将全部研究对象随机分为 A、B 两组。在第一阶段 A 组为试验组，B 组为对照组，分别采用试验和对照措施进行观察。此阶段研究结束后经过一个休息时期（洗脱期），再进入第二阶段。此时将两组的治疗措施进行对换，即 A 组作为对照组，B 组作为试验组。全部研究工作结束后再评价疗效。这样不但有组间对照，还有自身对照。

### （一）设计模式

交叉对照试验属于前瞻性研究设计，它的设计模式如图 4 – 7。

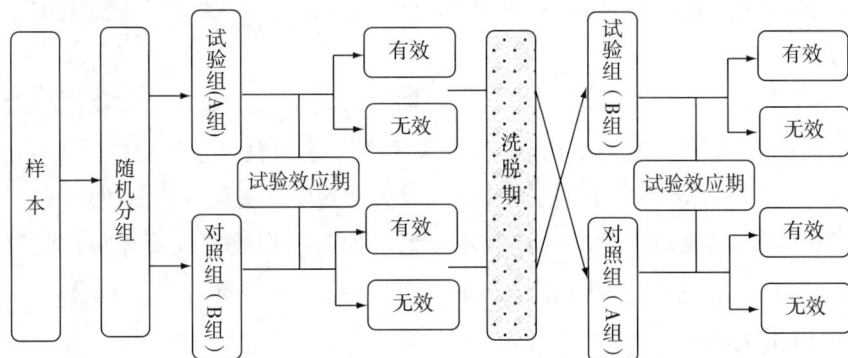

图 4 – 7  交叉对照试验的设计模式

### （二）设计要点

1. 由于采用两个阶段处理观察，因此必须保证两阶段处理措施的实施方式、观察时间、指标、判断标准和观察期限等完全相同，以保证两阶段实验结果的可比性，使结果真实可靠。

2. 随机分配，各组处理的先后顺序不同。随机化保证了组间可比性。

3. 研究的两阶段间需要洗脱期是为了避免第一阶段试验组或对照组药物或心理效用的影响。因此，应在第一阶段的处理措施的效应完全消失后再进行第二阶段的处理。对洗脱期的长短应有一个估计，其原则是患者的病情在第二阶段开始前与第一阶段开始前基本相似。实际选择是需要结合试验药物的半衰期、血药浓度监测等指标加以确定。

4. 临床研究的药物在短期内只能改善疾病的症状，而不是完全根治疾病。

5. 经过两阶段观察期，记录两组两阶段不同时点的指标，进行相应的统计分析。

### （三）应用范围

交叉对照试验设计主要用于慢性疾病的治疗效果观察，特别适合症状和体征在病程中反复出现且病程较长的疾病，如溃疡、支气管哮喘、冠心病或抗高血压药物的筛选等，该方法除了可以用于药物治疗效果的研究外，也可用于药物预防的效果观察。适宜所研究的药物起效快，药物的疗效在处理期内完全发挥出来，且治疗结束后患者迅速回到治疗前状态。

### （四）优缺点

**1. 优点**

（1）除了具有 RCT 的一般优点外，还可以消除个体差异的影响，增强两组间的可比性。

（2）所需样本量较少。

**2. 缺点**

（1）该方案只能用于慢性复发性疾病的治疗及预防性研究，加之必须保证研究对象进入第二阶段的病情应恢复到第一阶段治疗前的状态，一些疾病在临床实际中难以做到这一点。

（2）洗脱期时间的确定较为困难：洗脱期的时间过短，则难以避免治疗效果的重叠作用，过长则使患者长期得不到治疗，影响病情，有时甚至违反伦理原则。

（3）整个研究的持续时间要长于 RCT：因为试验要求交叉，从而使观察时间延长，再者倘若第一阶段结束后，患者的症状不复发，如溃疡病或支气管哮喘，则第二阶段开始时间会后延，超过了洗脱期所需要的时间，拖延了研究周期。

### （五）应用实例

为了观察中药复方生脉口服液对冠心病患者的心功能效应，采用随机双盲安慰剂对照，交叉试验的方法进行研究，研究用心脏微阻抗图评价短期服用生脉口服液对冠心病患者的心功能效应。当时采用 1973 年世界卫生组织冠心病诊断标准入选病例 40 例，其中男 35 例，女 5 例，平均年龄（57.52 ± 10.78）岁，其中慢性稳定型心绞痛 9 例，陈旧性心肌梗死 31 例，心功能 Ⅱ 级 37 例。随机分成甲组和乙组，甲组服 1 号药，乙组服 2 号药。1 号药是生脉口服液：每 10ml/支相当生药人参、麦冬、五味子各 5.5g；2 号药是安慰剂，由焦糖液配制而成。生脉口服液与安慰剂口服液均由统一的中药厂生产，外观相同，10ml/支。所有患者均停用心血管系统药物 7 天，再进入试验。第一阶段甲组服 1 号药，乙组服 2 号药，连续服用 20 天，停药洗脱期 10 天。然后进入第二阶段，此时甲组服 2 号药，乙组服 1 号药，同样连续服用 20 天。治疗前后均进行相关检测，研究结果发现生脉口服液可改善患者的左室收缩功能，而安慰剂口服液无此作用。

## 八、自身前后对照试验

自身前后对照试验（before - after trial，BAT）是指同一组患者先后接受两种不同的治疗（对照措施或试验措施），比较两种治疗效果的差异。试验过程中，两种措施的先后顺序是随机的，也可以是非随机的，但最佳决策是随机选择试验措施或对照措施进入第一阶段，然后进入洗脱期，更换干预措施进入第二阶段试验。

## （一）设计模式

自身前后对照试验属于前瞻性研究设计，它的设计模式如图4-8。

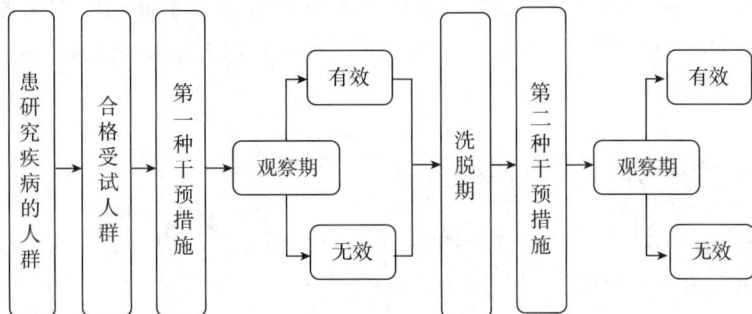

图4-8　自身前后对照试验设计模式

## （二）设计要点

1. 整个临床研究过程将观察其分为两个阶段，每位受试对象在每个阶段接受一种处理。
2. 确定受试对象的诊断标准、纳入标准和排除标准，选择符合标准的受试对象。
3. 合格受试者随机或非随机在第一阶段接受一种措施。
4. 经过恰当的洗脱期后，进入第二阶段，并接受另一种措施。
5. 将两阶段的结果进行分析比较。

## （三）应用范围

自身前后对照设计是同一组受试对象在前－后不同阶段接受两种措施，因此与交叉试验一样适用于慢性病稳定期或复发性疾病的研究。

## （四）优缺点

**1. 优点**

（1）每个受试对象在整个研究过程均有接受治疗措施和对照措施的机会。

（2）同一组病例先后接受两种措施，可以消除个体差异，所需样本量小，统计效率更高。

**2. 缺点**

（1）研究周期延长，患者的依从性容易受到影响。

（2）前后阶段相隔时间太久，病情轻重程度可能不完全一致，会影响两个阶段的可比性。因此，研究的病种受限，只能用于慢性复发性疾病。

（3）洗脱期要恰当。洗脱期过长，部分患者的病情加重，会增加失访和退出的数量；洗脱期不足，会影响研究结果的真实性。

## （五）应用实例

采用自身前后安慰剂对照设计的研究方法，研究某中药复方对偏头痛的预防作用。

偏头痛的诊断标准参照国际头痛协会 2004 年国际头痛分类及诊断标准。要求研究对象试验开始前 3 个月每月偏头痛发作 2~6 次,导入期(4 周)至少发作 2 次。试验期间,第一阶段安慰剂每日 2 次,连续服用 8 周;第二阶段口服中药复方,每日 2 次,连续服用 8 周。根据第一阶段和第二阶段治疗期间偏头痛发作的频率变化作为主要疗效指标。并且记录试验期间药物使用情况、不良反应和安全性等情况。评价该中药复方预防偏头痛的有效性和安全性。

## 九、非随机同期对照试验

非随机同期对照试验(non - randomized controlled trial,NRCT)属于实验性研究类型,但由于缺乏随机的原则,因此属于类试验研究。

### (一)设计模式与设计要点

NRCT 的实际模式与 RCT 的设计模式比较,除了没有随机分组外,其他完全相同。NRCT 根据研究者、研究对象或患者家属的意愿确定分组。各组同时开展研究,各组的随访时间与疗效判定相同。

### (二)应用范围

主要用于各种治疗性和预防性研究,过去 NRCT 曾被广泛应。近些年来,随着经验医学向循证医学转变及人们对 RCT 方案的普遍认可,采用 NRCT 的临床疗效研究已逐渐减少。

### (三)优缺点

**1. 优点**

(1)NRCT 是根据意愿进行分组,临床医师和患者均容易接受,有较好的依从性。

(2)对某些疗法之间的比较(如手术与非手术、中药与西药)、目前伦理学争论较激烈的疾病,在不能贯彻随机分组原则的情况下,NRCT 在一定程度上避免了伦理学的限制,是一种可行的研究方法。

(3)与 RCT 比较,开展 NRCT 研究所需样本较少。

**2. 缺点**

由于分组未采用随机化方法,受选择偏倚和混杂偏倚的影响较大,组间可比性难以保证,论证强度低于 RCT。

## 十、实用性随机对照试验

实用性随机对照试验(Pragmatic randomized Controlled Trial,PCT),也称"实效型"或"实用型"随机对照试验。主要观察两种待比较的临床干预措施或方案之间的总体效应差异(包括特异性生物学效应和非特异性的安慰剂效应),研究在实际临床实践条件下进行,并尽可能减少对常规治疗的干预,以期最好地反映治疗方法在实际应用中可能出现的临床反应。

### （一）设计模式与设计要点

1. PCT 也必须实施随机分组，规定干预措施和对照措施，设置观察指标和观察时间，因此其设计模式与随机对照试验类同。

2. 保证干预措施和对照措施的关键要素受到最小干扰。由于 PCT 是在常规医疗环境下进行，在试验前必须制定干预措施和对照措施的详细手册，用于限定干预和对照措施必备的特征性要素，保证各位参加试验的临床医生采用同样的干预手段和对照措施对受试者进行治疗。

3. 保证临床医生的诊疗习惯和特点受到最小限制。在研究过程中可以允许有一定的自由度，临床医生在对受试者进行治疗时可根据自己的经验、风格、医院实际条件、患者个体差异等因素对规定的干预措施和对照措施实施有限范围内的调整，以保证干预措施的可重复性。把握 2、3 条的平衡是设计 PCT 的关键因素之一。

4. 以评价总体效果为主（包括中间指标、终点指标、生存质量和医疗服务利用情况等），全面反映受试者的健康情况。

5. 设计较大样本量和较长随访时间，以较大范围的受试者，较全面的观察干预效果。

6. 有必要设置独立结局评价者，并使用盲法评价，以减少测量偏倚。

7. 由于干预标准化程度较低，所以医生个体水平对结果影响较大，因此对参加研究的医生的教育背景、专科经历和临床经验等设置必要的条件。

### （二）应用范围

主要用于各种慢性疾病、神经精神类疾病、复杂性干预措施和医疗服务效果的研究。中医药临床疗效研究很适合开展实用性随机对照试验。

### （三）优缺点

**1. 优点**

（1）由于 PCT 是常规医疗环境下进行的研究，患者纳入宽泛，实施的措施具有一定的灵活性，因此其结论外部真实性高，与临床实践相关性影响度高。

（2）长于评价总体效果。

（3）不对患者施盲，不使用安慰剂，使医患协同作用最大化，能最大限度提高总体疗效。

**2. 缺点**

（1）内部真实性低。

（2）短于评价特异性疗效。

（3）受医生诊疗方法和水平影响较大。

### （四）应用实例

针灸治疗慢性头痛的初级保健大样本实用性随机对照试验

为探讨"使用针灸"与"不用针灸"治疗对慢性头痛患者的头痛、健康状况及无病时间的影响，设计了实用性随机对照试验。试验场所为英格长和威尔士的 12 所开业医生诊所，每处研究场所由 1 名针灸师和 2 ~ 5 名当地的全科医师组成，针灸穴位采取个体化的策略。受试对象为慢性头痛患者，主要是偏头痛患者。患者被随机（随机、隐匿、"偏心硬币法"）分配进入针灸治疗组（在 3 个月内接受 12 次针灸治疗）和对照组（接受常规治疗）。试验对患者没有使用盲法，为减少测量性偏倚，采取尽量减少受试者与研究人员的接触、告诉患者偏倚知识、患者每天记录头痛日记 1 年并盲法统计。观察指标：用利克特量表（Likert scale）记录头痛病情，每天 4 次，其总和即为头痛积分。测定指标治疗前、治疗后 3 个月及 12 个月头痛积分，SF – 36 健康状况及用药量进行评估。每 3 个月对治疗方法作 1 次评估。头痛积分即判定疗效的主要终点指标。结果：治疗后 12 个月有 301 例患者完成了观察（针灸组 161 例，对照组 140 例）。头痛积分：针灸组平均头痛积分为 16.2 ± 13.7，比治疗前减少 34%；对照组低平均头痛积分为 22.3 ± 17.0，比治疗前减少 16%。两种方法调整后的差异为 4.6（95% CI2.2 ~ 7.0，$p = 0.0002$），对于包含缺失数据的灵敏度分析，该结果也是肯定的。针灸组患者较对照组每年少头痛 22（8 ~ 38）天。SF – 36 的资料也有利于针灸组（生理功能、精力和健康变化的差异有显著性）。与对照组相比，针灸组的患者减少了 15% 的服药量（P = 0.02）。结论：采用针灸配合常规治疗对于初级保健中的慢性头痛，尤其是偏头痛患者，将产生持续的、与临床相关的益处。

（英国医学杂志中文版 2005 年 4 月筑 8 卷第 2 期 89 ~ 92）

## 十一、其他临床试验研究

### （一）历史对照试验（historical controlled trial，HCT）

历史性对照试验是将现在患某病的患者作为试验组，对照组是将过去某一时期患同种病的病例作为对照组；试验组接受新的干预措施，对照组接受过传统疗法或某种干预措施；比较两组结果以判断新干预措施的效果。该方案属于非随机、非同期的对照试验，属于类试验。

### （二）序贯试验（sequential trial）

序贯试验是在研究前不规定样本量，而是随着试验进展情况而定。是对现有样本按研究次序以单个病例或者对子展开试验及分析，后面的试验由上一步试验的结果决定。分析的结果达到所规定的标准时，即可停止试验做出结论。序贯试验适用于单指标的试验，省时、省力、省样本（平均可节省 30% ~ 50% 的研究对象）。

# 第四节　新药临床试验

20 世纪初，青霉素、天花疫苗及现在普遍使用的维生素等新药的发现，曾拯救了无数人的生命。也有一些新药因为在广泛使用前对其安全性和有效性的认识不足，致使很多人受到无法挽回的损害乃至失去了生命。在新药发展中所经历的沉痛教训，使人们逐步认识到新药上市前，必须经过科学、规范的临床试验，以充分证明其安全性和有效性。

新药的临床试验须由国家药品监督管理局批准后，并在其指定的临床药理基地进行，根据研究的阶段和深入程度不同，可分为四期：

**（一）Ⅰ期临床试验**

新药在实验室经动物试验证实安全有效后，经过相关部门批准才能进行Ⅰ期临床试验。Ⅰ期临床试验是在一小组（10～30例）志愿者身上进行临床药理学和人体安全性评价，观察人体对药物的耐受程度和药物代谢动力学，确定安全剂量范围，观察药物的副作用等，为制定给药方案提供依据。

**（二）Ⅱ期临床试验**

应用100～300例患者作为研究对象，以随机对照盲法试验设计评价药物的有效性、适应证和不良反应，推荐临床用药剂量。

**（三）Ⅲ期临床试验**

多中心（＞3）的随机对照试验，研究对象1000～3000人，进一步确定有效性，适应证，药物的相互作用，监测副作用，同标准疗法比较。

**（四）Ⅳ期临床试验**

新药被批准上市后开展的进一步研究，通常是开放试验或队列研究，监测、观察不同人群的用药效果、药物的新的适应证、药物间的相互配伍及疗效，并观察药物的远期或罕见的不良反应。

# 第五章 临床研究证据的严格评价

循证医学强调将最佳的临床研究证据用于指导医疗实践，这一实践过程可以分为五个步骤，即提出问题、检索资料、评价证据、指导临床决策和后效评价，而检索到的研究证据质量往往良莠不齐，结果可能相互矛盾或不切实际，如何评价和遵循最佳证据？循证医学认为，最佳的研究证据不能仅凭医生个人的临床经验或个人的感觉好恶来确定，必须在对专业知识充分把握的基础上，运用循证医学的基本原理与方法进行科学的分析与鉴别，并结合患者的具体情况和医疗环境，指导临床实践。

在对研究证据进行严格的循证评价时往往十分严谨甚至苛刻，但要充分尊重作者的劳动，肯定其辛勤的专业工作，即将伦理学态度和科学方法相结合，严谨认真地评析一个证据的长处与不足。

## 第一节 临床研究证据的评价原则

循证医学对证据的评价包括三个方面：真实性（科学性）、重要性和实用性。即首先通过方法学评价，判断证据是否真实可靠；如果是真实可靠的，要进一步评价临床医疗是否有重要价值；如果既真实又有重要的临床价值，最后要看证据是否能适用于具体的临床实践，是否能应用于自己的患者的诊治实践以解决患者的实际问题。

### 一、真实性

任何医学研究的设计、实施及数据分析过程中都难以避免产生各种误差，导致研究结果不能真实和精确地反映实际的结果，从而影响了研究的真实性。真实性（validity）是一系列观察或研究所做推论的准确性（accuracy），是指研究收集的数据、分析结果和所得结论与客观实际的符合程度。如果研究结果与客观实际不符合就是误差，它是真实性的反面。误差（error）可分为随机误差和系统误差，系统误差也称为偏倚（bias）。对于临床研究证据首先必须分析其真实性（validity），真实性可分为内部真实性和外部真实性，对于真实性的研究往往通过研究其反面的误差来实现。内部真实性（internal validity）是指研究结果与实际研究对象真实情况符合程度。内部真实性反映了研究结果受误差尤其是系统误差（偏倚）的影响程度。外部真实性（external validity）是指研究结果与外推对象真实情况的符合程度。一项外在真实性是研究结果外推的真实性，主要体现在研究对象的代表性（随机抽样）和抽样误差（样本含量大小）。一项无内部真实性的结果，不可能具备外部真实性；但具有内部真实性，不一定具有外部真实性。影响证据真实性（科学性）的主要因素如下。

### （一）研究设计因素

研究证据的真实程度，与其所采用的研究设计方案关系极大。判断研究设计的因素质量的基本原则是：前瞻性研究高于回顾性研究；有对照研究高于无对照研究；大样本多中心研究高于小样本单中心研究。根据临床研究设计方案的特点，不同的研究设计方案有不同的科学等级，设计方案的科学性越高，能有效避免各种偏倚因素影响的可能性就越大，其研究证据的真实性就越强。目前常用共分为四个级别，一级设计方案最高，四级研究方案最低（表5-1）。

表5-1 临床研究常用的设计方案科学论证强度分级

| 级别 | 方案特点 | 方案种类 |
| --- | --- | --- |
| 一级设计方案 | 前瞻性随机研究设计方案，具有对照，研究者通过设计可以主动控制试验干预措施或可能影响研究结果的有关偏倚因素。 | 随机对照试验、交叉对照试验等。 |
| 二级设计方案 | 属前瞻性，有对照组，但研究者不能主动控制试验干预措施，亦不能有效地控制若干偏倚因素对研究观测结果的影响。 | 前瞻性队列研究设计、前-后对照试验。 |
| 三级设计方案 | 多设有对照组，研究者不能主动控制试验干预或影响因-果效应的因素。 | 横断面研究、病例-对照研究、非传统的病例-对照研究以及非随机同期对照试验。 |
| 四级研究方案 | 为叙述性研究，无严格的科研设计，或观察的描述或评述。 | 临床系列病例分析、个案总结以及专家评述等。 |

### （二）研究对象因素

诊断标准、纳入标准和排除标准等是否明确，以判断有无混杂因素；研究对象的样本量是否合适，以把握研究证据的假阳性或假阴性的程度；分组方法是否正确合理，能否避免选择性偏倚；临床基线状况如何，是否符合临床实际，组间的基线是否可比等。这些是影响研究结果及其证据的真实性的重要方面，尤其在治疗性研究中尤其重要。

### （三）观测结果因素

干预和观察时间是否恰当；设置的观察指标其敏感度和特异度如何，有无终点指标；测量仪器、操作等是否做了规范性要求；采取了哪些措施以避免测量性偏倚；对于影像学资料（如X照片、超声图像、心电图形以及血象及骨髓象等），是否采用盲法和多人判断措施以防止测量性偏倚。

### （四）资料收集因素

临床研究务必按设计方案的要求，对全部被纳入的研究对象进行观察记录，如实收集整理，保证资料的完整性。特别注意研究对象对研究措施的依从性，对失访与退出病例进行详细描述，丢失病例不应高于10%，特殊情况不能高于20%，否则将严重影响其结果的真实性。

### （五）统计分析的因素

对研究数据进行统计分析处理时，应依据统计目的、资料性质及特征而采用正确的统计分析方法，尤其要对数据资料的分布特征做出描述，是否符合所涉及统计方法的数理统计条件的要求。对各种检验的结果均应作相应的95%可信区间分析，这样有助于判断研究结果的精确范围。对于较复杂的且受多种因素影响的临床后果的资料，除了作单因素分析外，还应将具有一定意义的某些因素作相应的多因素统计学分析处理，这样才可对多种具有显著影响的因素归纳起来作综合评价，从而获得比较符合实际的真实性结论。

## 二、重要性

对重要性（importance）的评价就是判断证据的临床应用价值。对于一个证据重要性（或临床意义）的评价，需要用一系列客观指标加以考核，而这些指标的临床意义需根据不同疾病的现实状况，在专业知识的指导下加以评定。不同的研究内容有不同的评价指标，如诊断性试验，则反映在对疾病诊断的敏感性、特异性及准确性等方面；如治疗性研究的证据，则利用 EER、CER、RR、OR、RRR、ARR、NNT、NNH 等及相应的可信区间（CI），反映其疗效、安全性及成本如何；在影响疾病的预后方面有害和有利于预后的因素是哪些，各有多大的贡献等等。这些都应有明确的定性和量化的指标以佐证其临床重要性的程度。

## 三、实用性

任何最佳证据的应用和推广，都必须结合患者的实际病况、医疗条件、医务人员的知识技能水平，患者的接受程度以及社会经济状况的承受能力等，所以实用性（apphcability）是最佳证据的特征之一。鉴于当前临床研究的最佳证据来源于发达国家者为多，由于人种、社会环境、经济水平、医疗条件乃至生物因素在不同国家差异颇大。因此，引用国外医学研究成果时，更要考虑不同的国情、种族以及患者的病情特点，切不可生搬硬套。要对具体的问题作具体的分析，方可做出有关最佳证据是否适用的决策。

## 第二节　病因学研究的评价

病因是指引起人体发生疾病的原因。病因可包括很多致病因素，大致可分为三类：致病因子、环境因素和宿主因素。致病因素尚未肯定时又可称为危险因素。危险因素是从宿主众多暴露因素中筛选出来的。应用流行病学方法研究并验证危险因素是否与疾病发生有因果关系，且评估这种因果关系的强弱，确定病因学研究的结论。

疾病的发生必有其因。为有效地预防和诊治疾病，研究疾病的病因十分重要。日常生活中人们常对生活环境中新型用具或食品是否对人体造成危害存有疑问。如，使用手机是否增加脑肿瘤的发生等。医疗过程中临床医师也经常要回答某种危险因素是否与患者的疾病有关，如吸烟是否增加膀胱癌的危险？高盐饮食是否会增加死亡的风险？为了回答这些问题，可以立题开展研究，但繁忙的临床医师不可能自己研究患者的每一个问题，常用的方法就是进行"循证医学"实践，查找相关研究证据，用他人的研究结果来回答问题。所以病因学证据的评价十分必要。其证据评价的重要性和实用性遵循上一节的评价原则，而真实性评价原则在第一节基础上，结合了流行病学中病因判定的 8 大原则，有其特点：

## （一）病因研究是否采用了论证强度高的研究设计方法

病因研究常用的方法有病例和个案报道、描述性研究（以横断面研究为主）、病例对照研究、队列研究、试验研究和源于多个随机对照试验的系统评价，其病因的论证强度见表 5 – 2。

表 5 – 2　各种病因学研究的论证强度

| 设计类型 | 性质 | 可行性 | 优势 | 缺点 | 论证强度 |
|---|---|---|---|---|---|
| 随机对照试验 | 前瞻性 | 差 | 可比性好 | 可行性差 | + + + + |
| 前瞻性队列研究 | 前瞻性 | 较好 | 设有同期对照 | 影响内部真实性 | + + + |
| 病例对照研究 | 回顾性 | 好 | 克服研究时间延迟，样本量需要较少 | 影响内部真实性 | + + |
| 描述性研究（横断面研究为主） | 断面 | 好 | 方法简单易行 | 影响内部真实性 | + |
| 病例和个案报道 | 断面 | 好 | 方法简单易行 | 影响内部真实性 | – / + |

1. 随机对照试验研究中受试对象被随机分配到试验组和对照组，每个受试者有同等的机会进入试验组和对照组，这样混杂因素在两组的分配是均匀可比的，混杂偏倚对结果的影响最小，所以研究结果相对真实性最好。但是，如果单个随机对照试验样本例数过小，则可能抽样误差较大，需要系统评价合并多个独立的、同质的随机对照试验，从而增大样本含量，减小抽样误差，从而使结果具有更高的真实性。

RCT 在病因学研究中相对少见，主要原因：①某暴露因素可能有害时，将受试者随机分配入试验组和对照组，强制研究对象接受可能有害的因素存在伦理学问题。如研究吸烟与肺癌的关系，将研究对象随机分配入吸烟组和不吸烟组不符合伦理。②在研究某些暴露因素的致病效应时，常常需要很大的样本量和很长的观察期，可行性较差。因此，在病因学研究的特殊类型—不良反应研究中常见到 RCT 的身影，或者将试验组的干预措施改为"戒除某致病暴露因素"进行研究。

2. 前瞻性的队列研究，其真实性仅次于随机对照试验。因为其符合时间上的逻辑关系，因在前，果在后。但是，对于慢性非传染性这类病程较长的疾病和发病率很低的罕见病，队列研究不适用。而且，随访过程中很容易出现失访，从而影响结果的真实性。在循证医学实践中应用队列病因研究证据时，还要注意多个队列研究的系统评价的真实性优于单个队列研究。

3. 回顾性的病例对照研究，其真实性低于前瞻性的队列研究。但由于其操作相对试验研究和队列研究比较简单、可行，因此在病因研究中被广泛使用。但由于其方法学的缺陷，研究对象对过去信息的回忆，不可避免地存在误差，而且不符合时间上的"因果"时序关系，从而使其证据的论证强度降低。

4. 描述性研究主要包含横断面研究（也称为现况研究），因为没有对照组，只能根据疾病在人群中的流行病学分布规律，提出病因假设。病例和个案报道，主要为不明病因或新出现的疾病提供重要的线索，因为其研究对象主要为患者，所以论证强度低于描述性研究。

## （二）试验组和对照组的暴露因素、结局测量方法是否一致（是否客观或采用了盲法）

应用病因研究证据指导循证医学实践，应注意研究证据中所致疾病的诊断标准及测量结果指标的方法在试验组和对照组是否一致，且观测方法是否为盲法，如果是才能保证证据的真实性。如，一种新的降压药是否可以降低血压水平的试验研究，观察者可能无意识关心作为对照组的标准疗法组，更主动、详尽地随访追查试验组的新药是否可以降低血压。同样，作为受试者的研究对象，如果知道两组的干预措施不同，可能会影响其依从性。而盲法可以使观察者或/和受试者不知道研究的假设和研究分组情况，从而避免霍桑效应等偏倚，增加结果的真实性。

## （三）观察期是否足够长，是否随访了所有研究对象

验证某些疾病特别是慢性非传染性疾病发病危险因素的致病效应的研究证据时，由于其潜伏期长，往往需要足够时间才能观察到结果的发生，观察期过短易得假阴性结果，因此，循证医学实践在引证病因学研究时，务必要了解疾病发病和结局的自然病程。如吸烟和肺癌的关系，如果只观察了几个月或几年，就无法区分阴性结果的真实性，是吸烟确实没有引起肺癌？还是随访期短，吸烟的致病作用尚未表现出来？另外，理想的研究状态是所有的研究对象都完成随访，无失访。有的失访对象在某些重要的研究特征方面与随访到的研究对象差别很大，也可能发生我们所关注的结局从而影响研究结论，即失访偏倚（attrition bias）。失访多少直接影响研究结果的真实性？病例对照研究不涉及失访；前瞻性队列研究或 RCT 要考虑失访病例数对结局指标的影响。一般要求随访中丢失的病例不应超过观察总例数的10%，一旦超过20%，结果的真实性就会受到影响。

## （四）病因研究因果效应的先后顺序是否合理

在评价某一病因和危险因素研究证据时，如果能明确危险因素的出现早于疾病的

发生，则研究结果的真实性高。如，胰岛素抵抗和高血压的关系，谁是因？谁是果？因为时序关系无法确定，两者的因果关系已经争论了 50 多年，依然没有结论。因果效应的时序关系主要有赖于前瞻性研究，而回顾性研究、横断面调查在因果效应的时相顺序的确定上论证强度较低。

### （五）危险因素和疾病之间是否有剂量－效应关系

危险因素与疾病之间是否有剂量－效应关系，是指致病效应与危险因素的剂量或暴露的时间有显著的相关性。这种关系可以制成相关图，得一形如阶梯的曲线，称剂量－效应反应曲线。如，Doll 和 Hill 按每日吸烟支数由少到多分成不同的组，进行队列研究，将肺癌死亡率与吸烟量的关系绘成图，发现随着吸烟量的增加，肺癌死亡率也增加。

### （六）病因研究的结果是否符合流行病学的规律

疾病在人群中的分布特点和消长的变化，往往与相关的危险因素消长的变化吻合，当危险因素存在时，该病的发病率和患病率往往较高。反之，当减弱或消除时，该病的发病率和患病率也随之降低。如反应停致胎儿海豹肢畸性，反应停销售高峰时，海豹致畸性的发生率也达高峰；当采取干预措施停止生产和销售反应停后，该畸形的发生率也极为明显的下降，符合流行病学病因致病的规律。

### （七）病因致病的因果关系是否在不同的研究中反映出一致性

对某危险因素与某种疾病关系的研究，如果在不同地区和时间、不同研究者和不同设计方案的研究中都获得一致结论，则某种病因学的因果效应可信。如吸烟和肺癌的病因学研究，世界上至少有 7 次以上的队列研究，30 次的病例对照研究得出相似的结论，说明吸烟与肺癌的因果关系较为真实。而钙通道阻滞剂是否增加患癌症风险的病因学研究，虽然已有多个队列研究和病例对照研究，但结论并不完全一致，所以钙通道阻滞剂与癌症的关系尚不明确。

### （八）病因致病效应的生物学依据是否充分

如果病因学和危险因素研究揭示的因果关系有生物学的可解释性，则可增加因果联系的证据，结果的真实性高。如一项研究钙通道阻滞剂是否增加患癌症风险的队列研究中，研究者提出这样假设：钙通道阻滞剂可能干扰细胞的凋亡因而导致癌症的发生，但这种推理性的解释实际上是作者本人的假设，其相关的生物学合理性受到讨论者和读者的广泛质疑。但即使缺乏生物学上的合理解释，否定因果关系也要慎重，因为受到科学水平的限制，可能现在无法合理解释，若干年后可以得到解释。如，1747年 Lind 发现海员的坏血病和缺乏新鲜蔬菜水果有关，百年后才分离出来维生素 C，最终确定与缺乏维生素 C 有关。

## 第三节　防治性研究随机对照试验的评价

防治性研究证据的真实性、重要性和实用性评价当然要遵循本章第一节"临床研究证据的评价原则"，在此基础上对真实性的评价应注意以下要点。

## （一）研究对象是否完全随机分配

患者对治疗的反应不仅受治疗措施影响，还与其他因素如年龄、性别、疾病的严重程度和合并的其他临床问题等有关，以及一些未知但可能影响结果的因素。为得到真实的研究结果，治疗组和对照组中除研究的治疗因素外，受试者临床特征、预后和其他因素（即混杂因素）的分布应该均衡，有可比性。随机化分组就是将受试者随机分配到治疗组和对照组，使每一个研究对象都有同等机会被分配到各组，可避免由于研究者主观原因使一个处理仅用于某些特征的患者，从而避免选择偏倚和混杂偏倚。

在阅读治疗性研究证据时，应注意该研究是否采用了完全随机分配的方法，作者对随机分配方案的产生及隐藏方法要有具体描述。如果仅简单提及"采用随机方法分组"而无具体的方法描述，往往很难肯定这样的随机对照试验是否是真实的。

如果没有随机对照试验，对非随机对照试验甚至无对照的临床研究应采取保守的态度进行评价，注意判定效果应相当明显，并不像是假阳性结果，或符合"全或无"效应规律才具有指导意义。此类研究结果若显示是无效的，或者对患者害大于利，那么，这种证据的可信度较高。因为来自非随机试验结果的假阳性证据远较假阴性的证据多。

对于罕见疾病，由于病例少，没有足够样本作临床对照试验，可能仅有病例报告的证据，其证据仍很重要。

## （二）组间基线是否可比

每个研究报告都应对于影响疗效和预后的某种（些）重要因素逐项进行基线比较分析，如果组间基线相似则可比，其最终疗效差异的证据才能保证真实可靠。一般随机分配可使影响结果的主要因素在组间具有可比性，但也可能出现组间基线不可比的情况，特别是样本量较小时，易受机遇的作用出现基线差异。

例：从表5-2可见，对于颅脑外伤的治疗，从死亡率和总治愈率看县医院优于省医院，但根据病情程度分层分析发现，两组基线不一，县医院绝大多数为轻型病例，而省医院绝大多数为中重型病例，无论哪种类型的患者省医院的疗效均优于县医院。因此对于基线不同的两组资料应先进行标化校正，再进行统计比较。

表5-2　某县医院与某省医院颅脑外伤治愈率的比较

| 医院 | 总例数 | 死亡数 | 总治愈率（%） | 轻度 | | | 中度 | | | 重度 | | |
|------|--------|--------|--------------|------|------|------------|------|------|------------|------|------|------------|
| | | | | 例数 | 死亡 | 治愈率（%） | 例数 | 死亡 | 治愈率（%） | 例数 | 死亡 | 治愈率（%） |
| 某县医院 | 140 | 10 | 93 | 115 | 1 | 99 | 20 | 5 | 75 | 5 | 4 | 20 |
| 某省医院 | 135 | 35 | 74 | 20 | 0 | 100 | 45 | 5 | 88 | 70 | 30 | 57 |

## （三）研究对象随访时间是否够长

患者接受治疗措施后，应有足够长的疗程和随访时间，尤其对于终点指标的观察更要有较长的观察时间，以保证获得有临床意义的结果。每个研究的疗程和随访时间要根据研究目的和研究内容确定。疗程和随访时间太短，治疗措施的作用可能未充分显现，不能体现临床意义。观察时间过长则增加了不依从和失访。

### （四）是否为盲法观测

治疗性研究所获得的证据，如果是来源于双盲试验的结果，则可以避免有关测量性偏倚、沾染以及干扰等影响，因而其结论较之单盲法或非盲法试验的证据更为真实可靠。但判断是否为双盲法试验时，应注意其报告的具体方法和内容，不能以交待"双盲试验"的一句话，而缺乏具体的内容就予以确认。

### （五）资料的完整性与意愿治疗分析结果如何

资料的完整性首先表现在研究例数的统计。研究报告应对每组的纳入例数、丢失（退出或失访）例数、最终的例数统计与描述，还要对丢失的原因进行描述和分析，方可认为资料完整，如果不对各项进行描述则认为资料不完整。任何临床研究都面临不依从和失访的问题，特别是观察时间长、治疗复杂的研究表现的更突出。失访的患者越多，结果的真实性就越差，因为失访者与完成治疗和随访者的结局不一定相同，失访的原因可能是患者已治愈，或因出现不良反应不愿继续治疗，也可能已死亡。一般要求丢失病例不超过10%，如情况特殊，丢失病例也不能超过20%，否则研究结论不可信。

资料的完整性也包括观察指标及其数据是否完整，并按其接受设计治疗方案的总体效果进行分析评价。

常用的分析策略包括全方案分析（per-protocal analysis，PP）、意向性分析（intention-to-treat analysis，ITT）和接受干预措施分析（as-treated analysis，AT）。三种方法均存在不同程度的局限性，ITT保留了随机化分组，即将全部入组病例（包括丢失病例）纳入统计中，但试验组丢失的病例全部作无效病例对待，进行统计分析，分析的是分配处理的效应；PP分析删除不依从、退出的个体，当不依从率较高时会高估处理效应，增大I类错误；AT分析按照实际接受处理的情况分析，破坏了随机化分组，引入选择偏倚。而ITT人为地缩小两组间的疗效差异，是对疗效的低估，通常科学研究要采用ITT分析。

### （六）除干预措施之外，组间其他治疗措施是否一致

治疗性研究中，有些疾病的病情可能很单纯，而有些疾病的病情可能很复杂，例如伴有某种并发症等。在病情复杂的情况下，患者以及医生为了更有效和安全，常常由于主观上的期求或客观上的需要，经常增加一些有关或无关的治疗性药物，发生干扰偏倚或沾染偏倚，必然影响结果的真实性。因此，在研究方案的设计中应严格确立纳入标准、排除标准，制定完善、明确的干预方案，在资料整理中应对比分析各组的干预情况，描述除干预措施之外，组间其他治疗措施是否一致。例如，评价某降脂药物的降脂作用，如果治疗组研究对象除服用降脂药外，还指导督促患者改变生活和饮

食习惯、积极参加体育锻炼等，另一组则不予指导督促，必然会夸大治疗组的疗效。

为了便于评价和统一标准，在防治性研究中产生了多种评价量表，改良 Jadad 量表就是评价随机对照试验的一种常用量表（表 5-3）。

表 5-3 改良 Jadad 量表

| 项目 | | 分值与内容 |
| --- | --- | --- |
| 随机序列的产生 | 1 恰当 | 2 分：计算机产生的随机数字或类似方法 |
| | 2 不清楚 | 1 分：随机试验但未描述随机分配的方法 |
| | 3 不恰当 | 0 分：采用交替分配的方法如单双号 |
| 随机化隐藏 | 1 恰当 | 2 分：中心或药房控制分配方案，或用序列编号一致的容器、现场计算机控制、密封不透光的信封或其他使临床医生和受试者无法预知分配序列的方法 |
| | 2 不清楚 | 1 分：只表明使用随机数字表或其他随机分配方案 |
| | 3 不恰当 | 0 分：交替分配、病例号、星期日数、开放式随机号码表、系列编码信封以及任何不能防止分组的可预测性的措施 |
| 盲法 | 1 恰当 | 2 分：采用了完全一致的安慰剂片或类似方法 |
| | 2 不清楚 | 1 分：试验陈述为盲法，但未描述方法 |
| | 3 不恰当 | 0 分：未采用双盲或盲的方法不恰当，如片剂和注射剂比较 |
| 退出与失访 | 1 有 | 1 分：描述了退出与失访的例数和理由 |
| | 2 无 | 0 分：未描述退出与失访例数或理由 |

注：一般 1~3 分为低质量，4~7 分为高质量。

# 第六章　诊断性试验的研究与评价

　　临床工作中对疾病的正确诊断甚为重要，为了提高临床医师的诊断水平，不仅需要研究高水平的诊断方法，而且需要对诊断性试验的临床价值，进行科学的分析和评价。诊断性试验（diagnostic test）是对疾病进行诊断的试验方法。在临床工作中诊断性试验的应用范围很广，包括疾病的病原学诊断、病理学诊断、体内主要脏器及内分泌的诊断性实验、影像学诊断以及判断治疗效果的指标、判断预后的指标等。诊断性试验在临床上不同的环节有不同的要求，但应用临床流行病学的方法，对各种诊断性试验进行科学的评价与优选，正确认识诊断性试验的实用性与诊断价值，避免凭经验选择的盲目性或者过分相信文献资料中作者推荐的片面性。

## 第一节　诊断性试验研究的方法和评价指标

### 一、研究方法

　　研究、评价诊断性试验的临床诊断价值，最基本的方法是确定"金标准"，选择研究对象，进行盲法比较，具体方法分述如下。

#### （一）确定金标准

　　诊断性试验的金标准（gold standard）是指当前临床医师公认的诊断疾病最可靠的方法，也称为标准诊断。应用"金标准"可以正确区分"有病"或"无病"。拟评价的诊断性试验对疾病的诊断，必须有金标准为依据，所谓金标准包括病理切片、手术发现、细菌培养、尸检、特殊检查和影像诊断，以及长期随访的结果。

#### （二）选择研究对象

　　诊断性试验的研究对象，应当包括两组；一组是用金标准确诊"有病"的病例组，另一组是用金标准证实为"无病"的患者，称为对照组。所谓"无病"的患者，是指没有金标准诊断的目标疾病，而不是完全无病的正常人。

　　病例组应包括各型病例：如典型和不典型的，早、中与晚期病例，轻、中与重型的，有和无并发症者等，以便使诊断性试验的结果更具有临床实用价值。

　　对照组可选用金标准证实没有目标疾病的其他病例，特别是与该病容易混淆的病例，以期明确其鉴别诊断价值。正常人一般不宜纳入对照组。

#### （三）盲法比较诊断性试验与金标准的结果

　　评价诊断性试验时，采用盲法具有十分重要的意义，即要求判断试验结果的人，不能预先知道该病例用金标准划分为"有病"还是"无病"，以免影响检测结果的判断。

待评价的诊断性试验，对疾病的检测应当与金标准诊断方法同时进行、盲法同步对比，避免由于病情变化造成对结果的影响。将对比的结果列出四格表，以便进一步评估，其方法如下。

（1）用金标准诊断为"有病"的病例数为 a + c；其中经诊断性试验检测结果阳性者为 a（真阳性），阴性者为 c（假阴性）；

（2）用金标准诊断为"无病"的例数为 b + d；其中经诊断性试验检测阳性者为 b（假阳性），阴性者为 d（真阴性）；

（3）列出四格表，将 a，b，c，d 的例数分别填入下列四格表（表6-1）；如不能列出四格表的诊断性试验，则无法进行评价。

表6-1　四格表的排列

| | | 金标准（标准诊断） | | 合计 |
| | | 有病 | 无病 | |
| --- | --- | --- | --- | --- |
| 诊断性试验 | + | 真阳性 a | 假阳性 b | a + b |
| | − | 假阴性 c | 真阴性 d | c + d |
| | 合计 | a + c | b + d | n |

**（四）样本大小的估算**

新的诊断性试验是否具有临床意义，必须与"金标准"的诊断作对比，每个诊断性试验的敏感度及特异度均是稳定的指标，因此，可按照估计总体率的样本含量估算方法，分别计算"有病"组样本含量 $n_1$；"无病"组的样本含量 $n_2$；△为允许误差。计算公式如下：

$$n_1 = \frac{Z_\alpha^2 Sen(1 - Sen)}{\Delta^2}, n_2 = \frac{Z_\beta^2 Spe(1 - Spe)}{\Delta^2}$$

由公式可见，病例组的样本含量与灵敏度有关，对照组的样本含量与特异度有关。

例6-1：超声波对胆囊结石诊断的敏感度为80%，特异度为60%。试问应检查多少患者，才能具有统计学意义？

设 $\alpha = 0.05$，$z_\alpha = 1.96$（双侧），$Sen = 0.80$，$Spe = 0.60$，设△ = 0.10，

$$n_1 = \frac{1.96^2(0.80)(1 - 0.80)}{0.10^2} = 62$$

$$n_2 = \frac{1.96^2(0.60)(1 - 0.60)}{0.10^2} = 93$$

即病例组应有62例，对照组应有93例。

## 二、诊断性试验的评价指标

对诊断性试验进行系统的科学评价时，通常从真实性、可靠性和收益三个方面进

行评价。

## （一）真实性评价

### 1. 敏感度（sensitivity，Sen）

敏感度为采用"金标准"诊断为"有病"的病例中，诊断性试验检测为阳性例数的比例。敏感度也称为灵敏度。真阳性例数愈多，则敏感度愈高，漏诊病例（漏诊率）愈少。

$$敏感度计算公式：Sen = \frac{a}{a+c}$$

漏诊率，即假阴性率 $= 1 - Sen$

### 2. 特异度（specificity，Spe）

特异度为采用"金标准"诊断"无病"的例数中，诊断性试验结果为阴性的比例。真阴性例数愈多，则特异度愈高，误诊病例（误诊率）愈少。

$$特异度计算公式：Spe = \frac{d}{c+d}$$

误诊率，即假阳性率 $= 1 - Spe$

### 3. 准确度（accuracy）

准确度也称约登指数或正确指数，其是扣除漏诊和误诊以后的比例。

$$准确度计算公式：1 - (1 - Sen) - (1 - Spe) = Sen + Spe - 1$$

### 4. 阳性似然比（positive likelihood ratio）

似然比为某结果在患者中发生的概率是非患者中发生概率的比值。阳性似然比即诊断性试验中，阳性结果在患者中发生的概率（真阳率）与阳性结果在非患者中发生的概率（假阳性率）的比值。表明诊断性试验阳性时患病与不患病机会的比值，比值愈大则患病的概率愈大。

$$阳性似然比计算公式：+LR = \frac{a}{a+c} \div \frac{b}{b+d} = \frac{Sen}{1-Spe}$$

### 5. 阴性似然比（negative likelihood ratio）

阴性似然比即诊断性试验中，阴性结果在患者中发生的概率（假阴性率）与阴性结果在非患者中发生的概率（真阴性率）的比值。表明在诊断性试验为阴性时，患病与不患病机会的比值。

## （二）可靠性评价

### 1. 一致率（agreement rate）

一致率为金标准诊断与诊断性试验结果一致的比例。

$$一致率计算公式：(a+d)/(a+b+c+d)$$

### 2. Kappa 值

Kappa 值考虑了机遇因素对一致性的影响并加以校正，从而提高了判断的有效性。

$$Kappa = \frac{P_0 - P_e}{1 - P_e}$$

$$P_0 = \frac{a+d}{n}, \quad P_e = \frac{(a+b)(a+c)+(c+d)(b+d)}{n^2}$$

$P_0$ 为实际一致率，$P_e$ 为理论一致率。

Kappa = 1，说明两次结果完全一致；

Kappa = -1，说明两次结果完全不一致；

Kappa = 0，说明两次结果是机遇造成的；

Kappa < 0，说明两次结果一直程度比机遇造成的还差，两次结果很不一致，但在实际应用中无意义；

Kappa > 0，说明有意义，Kappa 越大，说明一致性越好；Kappa ≥ 0.75，说明一致性较好；Kappa < 0.4，说明一致性不理想。

## （三）收益（yield）

**1. 阳性预测值（positive predictive value）**

阳性预测值即诊断性试验检测的全部阳性的例数中，"有病"患者（真阳性）所占的比例。

$$阳性预测值计算公式：+PV = \frac{a}{a+b}$$

**2. 阴性预测值（negative predictive value）**

阴性预测值即诊断性试验检测的全部阴性的例数中，"无病"者（真阴性）所占的比例。

$$阴性预测值计算公式：-PV = \frac{d}{c+d}$$

$$阴性似然比计算公式：-LR = \frac{c}{a+c} \div \frac{b}{b+d} = \frac{1-Sen}{Spe}$$

计算四格表中各项数值，必须将 Sen 与 Spe 作为稳定的指标。首先按照患病率（即验前概率），计算"有病"者的例数，然后计算其他各项指标。

例：表 6-2　1000 例患者进行诊断性试验，已知患病率为 20%，Sen = 80%，Spe = 90%，试计算四格表中的 a，b，c，d 值。

表 6-2　四格表的运算

| | | 有病 | 无病 | 合计 |
|---|---|---|---|---|
| 诊断性试验 | + | 160（a） | 80（b） | 240 |
| | - | 40（c） | 720（d） | 760 |
| | 合计 | 200 | 800 | 1000 |

解：$1000 \times 20\%$（Prev）$= a + c = 200$；　　$200 \times 80\%$（Sen）$= a = 160$；

$1000 - 200 = b + d = 800$；　　$800 \times 90\%$（Spe）$= d = 720$。

# 第二节　诊断性试验的应用及其临床意义

## 一、诊断性试验指标的稳定性

稳定性指诊断试验中指标的变化较小，即随着检测范围的大小、患病率的高低，评价指标的改变，诊断试验指标的变化有三种情况。

稳定的指标：敏感度、特异度、阳性似然比、阴性似然比。

相对稳定的指标：准确度。

不稳定的指标：阳性预测值、阴性预测值。

例 6 - 3：某地对一批运动员进行体检，有胸前区疼痛史者 195 例，分别作运动心电图及冠状动脉造影，结果如表 6 - 3（冠状动脉狭窄≥75% 者，列为冠心病患者）。

表 6 - 3　某地 195 名运动员运动心电图结果

| | | 冠状动脉狭窄≥75% | | 合计 |
| --- | --- | --- | --- | --- |
| | | 有病 | 无病 | |
| | + | 55a | 7b | 62 |
| 运动心电图 | 133 | – | 49c | 84d |
| | 195 | 合计 | 104 | 91 |

$Sen = 55/104 = 53\%$；　　　$Spe = 84/91 = 92\%$；

$+PV = 55/62 = 89\%$；　　　$-PV = 84/133 = 63\%$；

$Ace = (55 + 84)/195 = 71\%$；　　$Prev = 104/195 = 53\%$；

$+LR = Sen/(1 - Spe) = 0.53/(1 - 0.92) = 6.6$；

$-LR = (1 - Sen)/Spe = (1 - 0.53)/0.92 = 0.51$。

如果扩大检查范围，将该地全体运动员都作上述检查，结果如表 6 - 4。

表 6 - 4　某地全体运动员运动心电图结果

| | | 冠状动脉狭窄≥75% | | 合计 |
| --- | --- | --- | --- | --- |
| | | 有病 | 无病 | |
| | + | 55a | 72b | 97 |
| 运动心电图 | – | 49c | 478d | 527 |
| | 合计 | 104 | 520 | 624 |

这次检查又增加 429 例，但用金标准诊断"有病"的还是 104 例，故在该试验中患病率会有明显下降，这种情况下各项指标的改变如下。

Sen = 55/104 = 53%（稳定）；　　Spe = 84/91 = 92%（稳定）；

Acc =（55 + 478）/624 = 85%　　（增加 20%，14 个百分点）；

+ PV = 55/97 = 57%　　　　　　（下降 36%，32 个百分点）；

− PV = 478/527 = 91%　　　　　（增加 44%，28 个百分点）；

Prev = 104/624 = 17%　　　　　（原为 53%）；

+ LR = Sen/（1 − Spe）= 0.53/（1 − 0.92）= 6.6（稳定）；

− LR =（1 − Sen）/Spe =（1 − 0.53）/0.92 = 0.51（稳定）。

以上结果说明随着检查范围的扩大，被检人群患病率的下降，稳定的指标，如敏感度、特异度、阳性似然比、阴性似然比都是稳定不变的。相对稳定指标，准确度有轻度增高，而不稳定的指标，则变化较大，阳性预测值有中度降低，而阴性预测值又有中度增高。

在诊断性试验中，阳性预测值与患病率成正相关，患病率增高，则阳性预测值增高，随着患病率的下降，阳性预测值也下降。其关系在 Bayes′公式中即可显示，当敏感度下降时，阳性预测值也随之下降。

$$+ PV = \frac{Sen \times Pr\ ev}{Sen \times Pr\ ev +（1 − Spe）（1 − Pr\ ev）}$$

## 二、似然比的临床应用

似然比（1ikelihood ratio）是诊断性试验综合评价的理想指标，它综合了敏感度与特异度的临床意义，而且可依据试验结果的阳性或阴性，计算患病的概率，便于在诊断性试验检测后，更确切地对患者做出诊断。从定义上来讲，阳性似然比（+ LR）是诊断性试验的真阳性率［a/（a + c）］与假阳性率［b/（b + d）］之间的比值；真阳性率愈高，则阳性似然比愈大。

例 6 − 4：对急性心肌梗死患者，作肌酸磷酸激酶（CPK）测定，根据表 6 − 5 中，"有病"与"无病"患者，CPK 超过正常值的例数，计算似然比；反过来，我们又可利用似然比，对疑似目标疾病的患者，计算其患病的概率，做出较准确的判断。

Sen = a/（a + c）= 215/230 = 0.93；　　Spe = d/（b + d）= 114/130 = 0.88；

+ LR = Sen/（1 − Spe）= 0.93/（1 − 0.88）= 7.75。

表 6 − 5　急性心肌梗死患者 CPK 检查结果

| | | 冠状动脉狭窄≥75% | | 合计 |
| --- | --- | --- | --- | --- |
| | | 是 | 否 | |
| CPK 检查结果 | ≥80U | 215a | 16b | 231 |
| | <80U | 15c | 114d | 129 |
| | 合计 | 230 | 130 | 360 |

上述结果再作进一步分析，则可计算不同检测水平的阳性似然比（表 6 − 6）。

**表6-6　急性心肌梗死患者 CPK 分层检测结果**

| CPK（U） | AMI（+） | | AMI（-） | | + LR |
|---|---|---|---|---|---|
| | n | 比例 | n | 比例 | |
| >280 | 97 | 97/230 = 0.42 | 1 | 1/130 = 0.01 | 0.42/0.01 = 42 |
| 80~279 | 118 | 118/230 = 0.51 | 15 | 15/130 = 0.12 | 0.51/0.12 = 4.20 |
| 40~79 | 13 | 13/230 = 0.06 | 26 | 26/130 = 0.20 | 0.06/0.20 = 0.30 |
| 1~39 | 2 | 2/230 = 0.01 | 88 | 88/130 = 0.67 | 0.01/0.67 = 0.01 |
| 合计 | 230 | a/(a+c) | 130 | b/(b+d) | |

## 三、ROC 曲线

ROC 曲线（receiver operator characteristic curve）又称受试者工作特征曲线，在诊断性试验中，用于正常值临界点的选择，对临床实验室工作甚为重要。

ROC 曲线可用于确定诊断试验的诊断点或截断值（cut point）。诊断点就是区别试验阳性与阴性或者说正常与异常的标准。合理的诊断点应该是对受试者的判断真实性最好的，也就是灵敏度和特异度最大的。下面有几种常见的诊断点的确定情况。

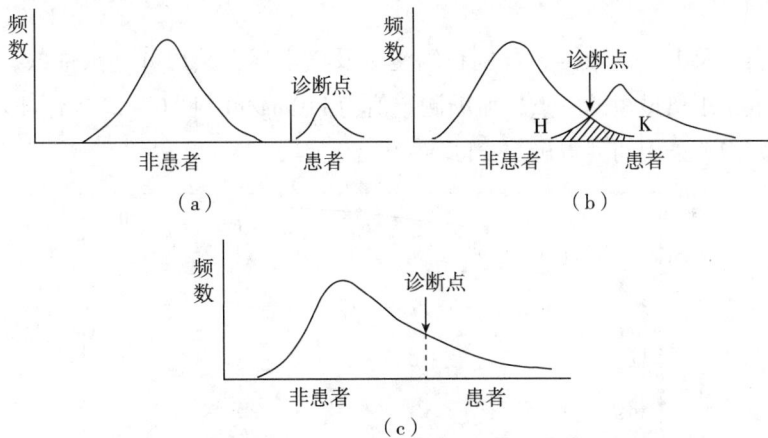

图6-1　患者与非患者观测值分布类型

当患者与非患者检测值没有重叠时（图 a），诊断点很容易确定，为患者与非患者无重叠区域的任意值，可以正确区分患者与非患者。当患者与非患者交叉重叠时（图 b），以交叉点为诊断点，这样给患者及非患者带来的诊断错误相同。但患者与非患者的检测值连续，为单峰型分布（图 c），需要用 ROC 曲线确定诊断点。

ROC 曲线制图时以该试验的敏感度（真阳性率）为纵坐标，以 1-特异度（假阳性率）为横坐标，依照连续分组测定的数据，分别计算 Sen 及 Spe，将给出各点联成曲线，即为 ROC 曲线。距左上角最近的一点，即为正常值的最佳临界值，这一点下的曲线面积最大。用该点数值区分正常与异常，其敏感度及特异度都比较高，而误诊及漏诊例数之和最小。

作 ROC 曲线只靠一两次试验结果是不可能找到正确的临界点的，一般要求最少有五组连续分组测定数据用以制图。

例 6－5：某医院采用饭后 2 小时血糖测定，对确诊糖尿病患者及一般患者进行检查，结果如表 6－7，试问正常临界值哪一个最佳？

表 6－7　饭后 2 小时血糖测定及其 Sen 与 Spe

| 血糖（mg/dl，mmol/L） | | Sen（%） | Spe（%） | 1－Spe |
|---|---|---|---|---|
| 70 | 3.88 | 98.6 | 8.8 | 91.2 |
| 80 | 4.44 | 97.1 | 25.5 | 74.5 |
| 90 | 4.99 | 94.3 | 47.6 | 52.4 |
| 100 | 5.55 | 88.6 | 69.8 | 30.2 |
| 110 | 6.10 | 85.7 | 84.1 | 15.9 |
| 120 | 6.66 | 71.4 | 92.5 | 7.5 |
| 130 | 7.21 | 64.3 | 96.9 | 3.1 |
| 140 | 7.77 | 57.1 | 99.4 | 0.6 |
| 150 | 8.33 | 50.0 | 99.6 | 0.4 |

解：将表中及 1－ 的数据，分别在纵坐标及横坐标上绘出并连成曲线，即为 ROC 曲线，离左上角距离最短的一点，血糖测定值为 110mg/dl（图 6－2）该点即为临界值。也可依据正确指数最大的一点确定诊断点。

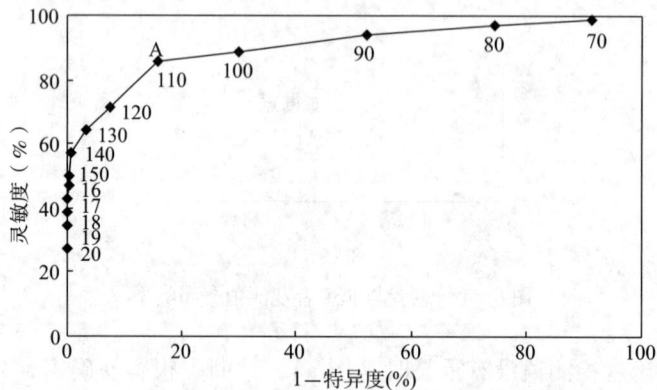

图 6－2　饭后 2 小时血糖值诊断糖尿病的 ROC 曲线

ROC 曲线还可以用来比较两种或两种以上诊断性试验的诊断价值，以曲线下面积最大的诊断试验的诊断价值最好。曲线下面积反映了诊断试验价值的大小，面积越大，越接近于 1.0，诊断的真实度越高，越接近 0.5，诊断的真实度越低，当等于 0.5 时，则无诊断价值。由（图 6－3）可见 CT 诊断脑瘤要优于核素脑扫描。

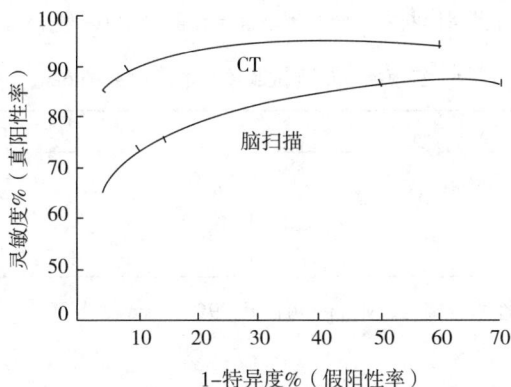

图 6 - 3 放射性核素（RN）与 CT 扫描诊断脑瘤的 ROC 曲线（Griner PF，1981）

## 四、多项试验的联合应用

为了提高诊断试验的收益，通常会选择几种诊断试验同时应用，以提高诊断试验对疾病的判断。

### （一）平行试验

为提高诊断的敏感度，同时作几种目的相同的诊断性试验，只要有一种试验阳性，即可判断为患病者，即为平行试验（parallel test）也称并联试验。并联试验的阳性结果以任何一项诊断试验的结果为阳性即为阳性。平行试验联合应用可提高灵敏度及阴性预测值，但却降低特异度及阳性预测值；也就是减少了漏诊率，而增加了误诊率。故这种方法在临床应用时，应认真考虑鉴别诊断，尽量减少误诊人数（表 6 - 8）。

**表 6 - 8 平行试验结果的判断方法**

| 项目 | 结果 | | 判断结果 |
| --- | --- | --- | --- |
| | 试验 A | 试验 B | |
| 平行试验 | + | − | + |
| | − | + | + |
| | + | + | + |

例 6 - 6：试验 A：Sen = 80%，Spe = 60% 试验 B：Sen = 90%，Spe = 90%

平行试验 Sen = SenA +（1 − SenA）× SenB　　　平行试验 Spe = SpeA × SpeB

结果：平行采用两种试验后：

Sen = 0. 80 +（1 − 0.80）× 0. 90 = 0. 98　　　　Spe = 0. 60 × 0.9 = 0. 54

### （二）序列试验

为提高诊断性试验的特异度，而在临床上又没有一个特异度很高的试验，就需要采用序列试验（serioal test），也称串联试验来确诊病例。串联试验的阳性结果以每一项诊断试验的结果均为阳性即为阳性。

例 6 - 7：心肌梗死时，酶学测定的 Sen，Spe 各有高低，单项应用易发生假阳性的结果，造成误诊，如三项同时应用，则可提高诊断率，而有利于确定诊断（表6-9）。

**表6-9　三项酶学序列试验诊断心肌梗死的Sen、Spe**

| 酶学检查 | Sen | Spe |
|---|---|---|
| CPK | 96 | 57 |
| SGOT | 91 | 74 |
| LDH | 87 | 91 |

如果三项结果均为阳性才可确诊，则Spe可高达99%，Sen则为76%。序列试验中Sen及Spe的计算如下：

$Sen = SenA \times SenB \times SenC$　　　$Spe = SpeA [ (1 - speA) \times SpeB]$

$Sen = 0.96 \times 0.91 \times 0.87 = 0.76$

$Spe1 = 057 + [ (1 - 0.57) \times 0.74] = 0.89$　　　$Spe2 = 0.89 + [ (1 - 0.89) \times 0.91] = 0.99$

序列试验提高Spe与+PV，而降低Sen与-PV。提高特异度的目的在于确诊病例，使假阳性率（误诊率）减低到最低水平。

# 第三节　诊断性试验的评价原则

新的诊断性试验用于临床之前或杂志上有关诊断性试验的结论，均须经过科学的评价。根据国际通用的评价原则，现分述如下。

**（一）诊断性试验与金标准盲法比较和评价**

诊断性试验必须要与金标准比较，才能确定是否可靠。为了消除人为偏倚，应用盲法对比，更为科学；且诊断试验与金标准方法同期检测，使数据可比。最后列出四格表进行分析对比，计算各项指标，根据准确度、灵敏度、特异度及阳性似然比确定诊断性试验临床检测结果的真实性。

**（二）纳入研究病例的分析与评价**

诊断性试验所纳入被检查的病例应做到包括各型病例（轻、重、治疗、未治疗），以及个别易于混淆的病例，例如测定血中T3、T4诊断甲状腺功能亢进症、测定血糖诊断糖尿病，当包括各型病例时，这些指标既可判断病情又可作鉴别诊断，是较好的诊断性试验。

**（三）病例的来源和研究工作的安排是否作了叙述**

病例来源不同，对诊断性试验评价也有一定的影响。例如：专科门诊开展肾动脉造影检查青年继发性高血压病，或血红蛋白电泳检查长期贫血患者，则阳性率较高，价值较大。上述试验用于基层医院，检查一般的高血压及贫血患者，则阳性率很低，开展后实用价值不大。

**（四）诊断性试验的重复性及其临床意义是否明确**

重复性（reproducibility）又称精密性（precision）或可靠性（reliability）。如多次

测定同一标本结果接近，说明测定数值稳定，具有良好的重复性，表明仪器性能好，操作技术熟练，方法可靠。该项试验测定的意义，对临床诊断的价值应作明确叙述。

**（五）诊断性试验所确定的正常值是否合理、可靠**

**1. 不同正常值含义直接影响正常值的数据** 正态分布的正常值可用 $\bar{x} \pm SD$ 表示，以均值加减两个标准差，应包括正常值的 95%；这种正常值的表示显然有不确切的一面。非正态分布的正常值适合使用中位数（正常范围）或 95% 百分位法表示。

**2. 正常的临界值对诊断的影响**

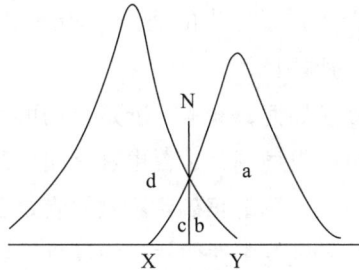

图 6 - 4　正常临界值的选择

**3. ROC 曲线的应用**

在上述情况下，确定临界值的科学方法，应采用 ROC 曲线。

**（六）在一系列试验中该诊断性试验是否最正确**

单项试验敏感度或特异度较低，诊断正确性不够理想时，在一系列同类试验中评比选择最佳试验方法，对疾病进行诊断。如疑诊肝癌病例，同时测定血清 αFP、铁蛋白及 γGT - Ⅱ（γ - 谷氨酰转移酶同工酶Ⅱ），表 6 - 10 可见 γGT 优于前两者。

表 6 - 10　不同检验对肝癌诊断的各项指标

|  | Sen | Spe | Acc |
|---|---|---|---|
| α - FP | 59.8% | 92.5% | 65.4% |
| 铁蛋白 | 80.8% | 50.0% | 60.9% |
| γGT - Ⅱ | 90.9% | 97.1% | 94.5% |

**（七）诊断性试验的方法及重复性分析**

（1）对试验步骤、操作方法、使用仪器及试剂规格是否有明确的叙述，以便需要时重复验证该项试验方法。

（2）实验前、后对被检者有何安排（空腹、停药、饮食限制等），以便开展该试验时参考。

**（八）诊断性试验的实用性如何**

结合试验的临床意义、准确度、真实性（vhlidity）、实用价值、成本效益及对患者的危害等综合评价该试验的实用性。

以上 8 条中，第一、二、四、五条最为重要。且各项未必被评的文献中全部具备，故在分条评定的基础上，最后对该试验作一个全面的总结。

上述标准，对诊断性试验的评价较为严格。2000 年 Sackett 等，在循证医学第二版中，对诊断性试验的真实性（第 1~6 条）与实用性（第 7~8 条），分为三项共提出 8 条评价原则，现介绍于下，读者可参照使用。

**1. 是否有证据说明诊断性试验的正确性是真实的？**

（1）该试验是否与"金标准"或参考标准（1℃ ferellCe standard）进行过独立的、盲法对比研究？

（2）该诊断性试验，是否包括了适当的病谱（轻、中、重、治疗、未疗或易混淆的病例）？且与我们临床实际的病例相似。

（3）不论诊断性试验的结果如何，参考标准是否仍可照常使用？

（4）如将该试验应用于另一组病例，是否也具有同样的真实性？

**2. 特定疾病的诊断性试验，能不能正确判断被检者是否患有该种疾病？**

（5）是否作了敏感度、特异度及阳性似然比的计算，或提供了运算的数据？

（6）是否作了分层似然比的计算？

**3. 我们是否可将该项诊断试验，在别处用于特定病例的诊断？**

（7）该试验在本单位是否可以开展，并且能够正确地进行检测？

（8）我们对患者的验前概率，在临床上是否能有较合理的估算？

从上列标准，可以看出诊断性试验的 8 条评价原则，虽然已实行近 20 年，但仍具有较高的科学性。在 2000 年提出的三项 8 条评价原则，基本内容仍与前者相似，不过更强调了实用性的原则。可见在诊断性试验的严格评价中，对其真实性、实用性与科学性必须认真评价，以期得到真正对临床有意义的诊断性试验。本章节后附有诊断性试验报告标准（STARD 2003）。

# 第七章 系统评价和 Meta 分析

系统评价是一种全新的文献综合方法，是针对某一具体临床问题（如疾病的病因、诊断、治疗、预后），系统、全面地收集全世界所有已发表或未发表的临床研究，采用临床流行病学的原则和方法严格评价文献，筛选出符合质量标准的文献，进行定性或定量合成，得出综合可靠的结论。系统评价可以是定性的，也可以是定量的。其属于对原始文献的二次综合分析和评价，受原始文献的质量、系统评价的方法及评价者本人的认识水平和观点的制约，因此，读者在阅读系统评价的观点和结论时，一定要持谨慎态度，不能盲目被动地接受。

## 第一节 系统评价的步骤和格式

循证医学强调利用最佳研究证据进行临床和医疗卫生决策。系统评价是鉴定并获取证据的最佳方法。Cochrane 协作网对随机临床试验进行的系统综述被国际公认为高质量的系统评价。Cochrane 系统评价以电子出版物的形式在"Cochrane 图书馆（The Cochrane Library）"上发表，同时主张作者在杂志上以书面形式发表，以传播并扩大系统综述的国际影响。

系统综述的步骤和方法如下。

### 一、提出并形成问题

系统评价的目的是为医疗保健措施的管理和应用提供决策依据，特别适用于靠单个临床研究结果难以确定，或在临床应用过程中存在较大争议等问题的探讨。因此，系统评价的题目主要来源于医疗实践中不肯定、有争论的重要临床问题。如：血清尿酸水平升高是否增加高血压的发生风险？

为避免重复，首先应进行全面、系统的检索，了解针对同一临床问题的系统评价/Meta 分析是否已经存在或正在进行。若有，质量如何？是否已过时？若现有的系统评价/Meta 分析已过时或质量差，则可考虑进行更新或做一个新的系统评价。

系统评价解决的问题很专一。涉及的研究对象、设计方案、干预措施或暴露因素的结果指标需相似或相同。因此确立题目时应围绕研究问题明确 PICOS 要素，如针对治疗性研究的 PICOS 要素包括：

P（participants/patients）：研究对象的类型：所患疾病类型及其诊断标准、研究人群的特征和所处环境；

I（intervention）：研究的干预措施；

C（comparison）：进行比较的措施；

O（outcomes）：主要研究结果的类型：包括所有重要的结果（主要结果和次要结果）及严重的不良反应；

S（study/design）：研究的设计方案：如随机对照试验和（或）非随机对照试验、队列研究、病例对照研究。

同任何科研工作一样，系统评价的方法需要预先确定。研究方案包括题目、研究背景、目的、纳入评价的研究标准、检索策略、评价方法、致谢、利益冲突、参考文献及附表。背景中应提出要解决的临床问题的合理性和根据，提出问题的重要性、意义及需要解决的途径。研究方案在系统评价开始前应当获得发表以接受评论或批评，进行修改。

## 二、检索并筛选文献

根据检索策略进行全面无偏倚的检索是系统综述与传统综述的关键区别。包括公开发表与未公开发表的文献。检索质量非常关键，最终会影响系统评价的效度（真实性）。检索时应注意查新与查全相结合。由于发表性偏倚、选择性偏倚、语种性偏倚等的存在，会增大查全的难度，事先需要建立一个全面检索策略。常用的数据库包括MEDLINE、EMBASE、Cochrane 图书馆、CBM 光盘等鉴定研究的工具，还应包括手工检索发表或未发表的资料。检索不能限制语言，以防止语言偏倚。

筛选文献是指根据研究方案拟定的纳入和排除标准，从收集到的所有文献中检出能够回答研究问题的文献。文献资料的筛选分三步进行：①初筛：根据检出的引文信息，如题目、摘要剔除明显不合格的文献，对肯定或不能确定的文献应查出全文再行筛选；②阅读全文：对可能合格的文献资料，应逐一阅读和分析，以确定是否合格；③与作者联系：一旦被排除的文献将不再录用，因此若文中提到的信息不全面、有疑问和有分歧的文献应先纳入，通过与作者联系获得有关信息后再决定取舍。一般要求两人独立选择纳入的研究，出现不一致的情况时由第三者或双方讨论协商解决。

## 三、对纳入研究的质量进行评估

根据分析目的，确定纳入与排除标准，将筛选出的文献，应用临床流行病学的方法与原则，严格评价原始文献的研究质量与结果真实性。目前尚无质量评估的金标准方法。Cochrane 系统评价中临床随机对照试验常用的质量评价标准为 Jadad 量表。

## 四、提取资料

主要包括：①研究基本信息：如纳入研究的题目和编号、引文信息、提取者日期等。②研究基本特征：如研究的合格性、研究的设计方案和质量（如随机分配方案的产生、随机方案隐藏、盲法、病例退出情况、潜在的混杂因素等）、研究对象的特征（包括种族、性别、年龄、诊断标准、研究背景、病例来源、纳入/排除标准等和研究地点）和研究措施（包括试验组和对照组干预的名称、使用剂量与途径、时间、疗程等）或暴露因素的具体内容、结局指标测量方法（结局测量可有多种结局，如病死率、发病率、生活质量、不良反应等，或同一结局采用不同的测量方法和测量时点）等。③研究结果：如随访时间、失访和退出情况、数据资料如治疗性研究中计数资料应收集每组例数及结局事件发生人数、计量资料应收集每组例数、均数和标准差等。资料数据的收集和提取必须采用两人同步进行的盲法。

### 五、分析与结果描述

系统评价的目的是对收集的研究资料进行综合分析，确保结果的真实可靠。也就是要对某一干预措施的效果和（或）安全性进行全面评价，得到一个综合的结论，以指导决策或促进临床实践。系统评价可以分为定性的系统综述和定量的 Meta 分析。

### 六、结果解释（讨论）

主要涉及证据的强度、结果的可应用性、其他与决策有关的信息和临床实践的现状，以及干预措施的利与弊、费用的权衡。

### 七、系统综述的改进与更新

当有新的临床研究证据出现，就应当进行更新。

## 第二节　Meta 分析的统计过程

Meta 分析是对目的相同、性质相近的多个医学研究所进行得一种定量综合分析，不是一种简单的统计方法，是包括提出研究问题、制定纳入和排除标准、检索相关研究、汇总基本信息、综合分析并报告结果等在内的一系列过程，Meta 分析有时又称为荟萃分析。其通过增大样本含量，减少随机误差，以增大检验效能；探讨多个研究结果间的异质性，实现不一致结果间的定量综合；增加效应量的估计精度，对某因素是否为危险因素提供更准确的效应评估。Meta 分析中具体的统计步骤包括：

### 一、明确资料类型并选择合适的效应指标

效应指标的选择需要考虑几方面的问题。一是系统综述所使用的结局资料类型；二要考虑系统综述使用者能否对该效应指标做出正确的解释；三是所选择的效应值在不同的研究之间是否一致或可否相互转换；四是效应值所反映的特性能否给出准确的答案。大多数 Cochrane 系统综述的目的是对某一干预的效应得出可靠的估计。通常，

对各个研究的效应并不是简单地相加，而是对每一研究根据其变异的程度赋予一定的权重，即效应的估计越精确（指大样本具有高的事件率的研究）被赋予的权重也越大。有时也根据研究本身的方法学质量来赋予权重的大小。权重越大的研究其结果在合并的总效应中所占的比重就越大。

统计资料分为计量资料和计数资料。计数资料，主要指二分类资料，意为每一个体必处于两种状态之一，如生与死，阳性与阴性，有或无等。这样的资料可用比值比（OR）、相对危险度（RR，也有的称为危险比）、相对危险度降低（relative risk reduction，RRR）来表示。当结局事件率很低时，OR 和 RR 值的差异不大。计量资料也称为连续变量，某些测量值如身高、体重、血压、血转氨酶水平等属于连续资料，可用均数（means）来表示，在系统综述中通常用组间均数的差值（means differences）、标准化的均数差值（standardised mean difference，SMD）或权重的均数差值（weighted mean difference WMD）来合并效应量。当所有研究的连续变量结果均采用单位一致的测量时，合并效应量可用权重的均数差值（WMI））。其最大的好处就是合并结果有自然单位，易于理解。反之，对于那些概念上一致但采用不同尺度测量的结果变量，以及各研究之间结果变量高度不一致时（如测量疼痛的严重程度用不同的量表作为测量单位），其合并效应量宜采用标准化的均数差值（SMD），系统综述者在对这类结果解释时应慎重。根据比较组的样本含量、均数、标准差，计算效应量，效应量为试验组与对照组的均数之差；在临床试验中有两种形式：①终点观察指标的均数之差；②干预前后变化值均数间的差值。

表7-1　计量资料结果表示

| 组别 | 例数 | 治疗开始前 | 治疗后 | 前后差值 |
|---|---|---|---|---|
| 治疗组 | $n_t$ | $\bar{x}(b)t \pm S(b)t$ | $\bar{x}(a)t \pm S(a)t$ | $\bar{x}t \pm St$ |
| 对照组 | $n_c$ | $\bar{x}(b)c \pm S(b)c$ | $\bar{x}(a)c \pm S(a)c$ | $\bar{x}c \pm Sc$ |
| 合计 | $n_t + n_c$ | $\bar{x}(b) \pm S(b)$ | $\bar{x}(a) \pm S(a)$ | $\bar{x} \pm S$ |

**（一）标准化均数差值（SMD）**

$$d = (\bar{x}t - \bar{x}c)/S^*$$

$S^* = \sqrt{[(n_t-1)s_t^2 + (n_c-1)s_c^2]/(n_t+n_c-2)}$，$S^*$ 为合并标准差

标准化差值的方差为 $V_{(d)} = (n_t+n_c)/(n_t n_c) + [d^2/2(n_t+n_c)]$

**（二）标准化均数差值（SMD）的95%可信区间：**

$$d \pm 1.96\sqrt{V(d)}$$

例7-1：利用某降压药物治疗高血压病患者，干预一月后，测量收缩压的前后变化差值（mmHg），结果如下：

表 7 - 2   计量资料数据摘录表

| 组别 | 例数 | 均数（收缩压变化值） | 标准差 |
| --- | --- | --- | --- |
| 治疗组 | 50 | 10. 1 | 3. 5 |
| 对照组 | 50 | 4. 9 | 1. 9 |

合并标准差 $S^* = 2.81$，$SMD = (10.1 - 4.9)/2.81 = 1.85$，$95\% CI$ 为 1. 77 – 1. 93。

测量干预措施的效果是通过比较干预组和对照组的结局做出的。比较的目的是判断干预组与对照组哪一组的结局更优或更差。因此，这种测量的效应值是相对值如 OR、RR。近年来有的系统综述还通过计算干预效果的绝对值的差值，如危险差（risk difference，RD）、绝对危险度降低（absolute risk reduction，ARR）和需要治疗的病例数（number needed to treat，NNT）来获得干预措施效果的绝对获益。这些指标由于显而易见，更容易被临床医生理解。因此，其应用有逐渐增多趋势。

例 7 - 2：一项澳大利亚进行的全国高血压干预研究，对高血压患者实施规律用药干预，进行随访观察终点指标为心血管事件发生率，具体结果见表 7 - 3：

表 7 - 3   计数资料数据摘录表

| 组别 | 发生事件人数 | 未发生事件人数 | 合计 |
| --- | --- | --- | --- |
| 治疗组 | 31 （a） | 262 （b） | 293 （$n_t$） |
| 对照组 | 40 （c） | 249 （d） | 289 （$n_c$） |
| 合计 | 71 | 511 | 582 |

**1. 比值比（OR）**

$OR = ad/bc = (31 \times 249)/(40 \times 262) = 0.737$

$V_{LnOR} = (1/a) + (1/b) + (1/c) + (1/d) = 1/31 + 1/262 + 1/40 + 1/249 = 0.0651$

$OR95\% CI = \exp \left[ \ln OR \pm 1.96 \sqrt{Var (\ln OR)} \right] = \exp \left[ -0.3052 \pm 1.96 \sqrt{0.0651} \right] = (0.447, 1.215)$

**2. 相对危险度（RR）**

$RR = (a/n_t)/(c/n_c) = (31/293)/(40/289) = 0.764$

$Var (\ln RR) = (b/an_t) + (d/cn_c) = (262/31 \times 293) + (249/40 \times 289) = 0.0504$

$OR95\% CI = \exp \left[ \ln RR \pm 1.96 \sqrt{Var (\ln RR)} \right] - (0.492, 1.186)$

**3. 绝对危险降低率（ARR）**

$ARR = (a/n_t) - (c/n_c) = (31/293) - (40/289) = -0.032606$

$Var (ARR) = (ab/n_t^3) + (cd/n_c^3) = 0.000736$

$ARR95\% CI = ARR \pm 1.96 \sqrt{Var (ARR)} = -0.032606 \pm 1.96 \sqrt{0.000736} = (-0.086, 0.021)$

## 二、异质性检验

异质性检验是 Meta 分析前的必要准备。该检验的基本思想是假如研究资料间的真实效应量一致，那么实际效应量间的差异可认为是由抽样误差造成；但若效应量间的差异过大，超出了抽样误差所能解释的范围，则应考虑异质性。异质性检验常用 Q 统计量检验法。若异质性检验有统计学意义，可进一步计算 $I^2$，反映异质性部分在效应量总的变异（异质性和随机误差）中的比重。$I^2$ 越大，异质性越大。Cochrane 协作网建议采用百分率区分异质性的严重程度，如 0%～40% 表示异质性可能不重要，30%～60% 表示有中度异质性，50%～90% 表示有显著异质性，75%～100% 表示有很大异质性。

若存在异质性，则应考察异质性的来源。其中研究设计、干预措施、结果测量时点与方法、统计模型及分析方法、纳入和排除标准等方面均是异质性的潜在来源。所以在 Meta 分析前，必须对原始研究文献进行严格评价，确保高质量研究纳入分析。若能得到每个研究的个体患者资料（individual patient data，IPD），借助建立统一的多元回归模型，可减少异质性。若存在明显异质性，应如下处理：①亚组分析（subgroup analysis）：如将具有相同设计方案、研究质量、发表年代组成一组，单独进行分析；②敏感性分析（sensitivity analysis）：指改变某些影响结果的重要因素如纳入标准、失访情况、统计方法和效应量的选择（OR 或者 RR）等，以观察异质性和合成结果是否发生变化，从而判断结果的稳定性及其程度；③选用随机效应模型（如 DerSimonian - Laird 法），估计合并效应量，该模型可对异质性进行部分校正。在异质性不明显的条件下，与固定效应模型的结果相同；④采用 Meta 回归以及混合模型，利用回归模型控制混杂因素，以减少异质性；⑤若异质性过大，则应放弃 Meta 分析，只做一般的统计描述。

## 三、模型选择

合并资料的方法及是否进行资料合并的争议往往与各研究之间结果的异质性有关。争议之一是合并效应量时是否需要处理研究间的异质性。若研究结果间的差别不大，利用不同合并分析方法计算汇总结果差别不明显；但是如果研究结果间的差别明显时，若忽略这种差异，合并效应量的可信区间的范围就要窄一些。

因此模型的选择与异质性检验的结果相关。若研究间效应量满足同质性，选用固定效应模型估计合并效应量；若存在异质性且来源已知，则选用随机效应模型。

如何使用这两种模型，需注意以下四点：

首先，当存在较明显的异质性时，系统综述者应该在解释合并结果时格外小心。甚至当异质性足够大时，建议最好不要进行合并分析。系统综述者应设法解释异质性的来源，因纳入的研究均有其各自特殊的目的，在研究质量、对象选择、干预措施强度及持续时间等方面变异较大，所以在解释时应该慎重。如果能够在计划书中事先设置好那些可能导致纳入研究结果间出现差异的因素，将是最理想的。研究方法质量的不同可以导致偏倚及其伴随的异质性。若研究质量存在明显不同，可考虑将质量较差的研究排除掉。亚组分析可以用来分析研究间的差异。

其次，一般认为利用固定效应模型检验合并无效假设是否具有统计学意义是可用的。有统计学意义表明，至少一个研究是有效的。

再次，无论异质性存在与否，利用固定效应模型得到的合并分析结果只是纳入研究治疗效应的平均值。

最后，随机效应模型基于的假设是，纳入研究是假设从研究总体中抽取的随机样本，不同研究间的异质性可以用一个单一的方差表示；与固定效应模型比较，随机效应模型的特点就是赋予较小样本含量的研究以较大的权重，但小样本研究的质量普遍较差，而且受到发表偏倚的影响更大。

在实际操作中，往往使用固定效应模型与随机效应模型分别计算结果，然后根据避免偏倚的原则决定选取哪个模型的结果，随机效应模型得到更保守的估计（可信区间更宽），若无异质性，两个模型的结果应该一致。如异质性检验有统计学意义以及研究间的结果差异有实际意义，应选择随机效应模型的结果。系统综述者应避免过分解释不同模型所得可信区间的较小差异。

在异质性可被忽略时，可以选用固定效应模型（fixed effect model），此时可认为即使研究间的效应量有差别，也是由于抽样误差造成的。二分类变量的固定效应模型，效应量可选用 OR、RR、ARR；而数值变量的固定效应模型，效应量使用标准化均数差值（SMD）。

合并效应量实际上是多个原始研究效应量的加权平均值，两类模型区别在于加权的方式不同，固定效应模型以每个研究内方差的倒数作为权重，而随机效应模型是以研究内方差与研究间方差之和的倒数作为权重，调整的结果是样本量较大的研究给予较小的权重，而样本量较小的研究则给予较大的权重。可以部分消除异质性的影响。

综上所述，Peto 法固定效应模型以各研究内方差的倒数为权重，而 D-L 法随机效应模型则以研究内和研究间方差两者之和的倒数为权重。当异质不明显时，两种模型的结果类似；当存在较明显异质时，则两者结果出现不同。应选用随机效应模型，该模型本身考虑了研究间的变异成分，并将其作为权重调整因子纳入分析，因此，比固定效应模型的估计结果的准确性要高一些。

## 四、森林图

对纳入分析文献的主要研究结果，可借助图形描述，如使用森林图（forest plot）。森林图是由多个原始文献的效应量及其95%可信区间绘制而成，横坐标为效应量尺度，纵坐标为原始文献的编号，按照一定的顺序，将各个研究的效应量及其95%可信区间依次绘制到图上。森林图可用于描述每个原始研究的效应量分布及其特征，同时展示研究间结果的差异情况（见图7－1）。

Review：New review

Comparison：experimental VS Control

Outcome：mortality

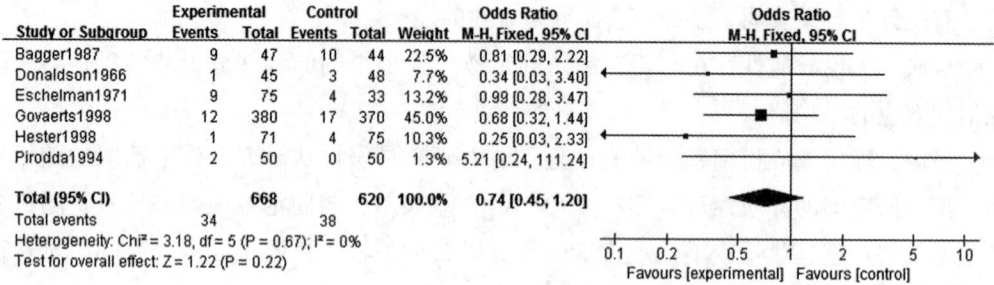

图7－1　森林图示意图

上图的森林图结果：

1.“$Chi^2 = 3.18$（$df = 5$），$P = 0.67$”，表示异质性检验（M－H法）的 Q 值及其 P 值，结果 P 值很大（>0.1），表明研究间的效应量是同质的。“$I^2 = 0\%$”，表示 $I^2$ 指数为 0%。

2.“◆”为合并效应量 OR 合并的图示，OR 合并 = 0.74，其 95% 的可信区间为（0.45，1.20）。

3.“$Z = 1.22$，$p = 0.22$”，表示合并效应量 OR 合并的假设检验结果（Z 检验法等价于前面提及的 $X^2$ 检验法，Z 值的平方等于 $X^2_{合并}$ 值），$P > 0.05$，说明总体 OR 合并无统计学意义，即两组的疗效差异无统计学意义。

图7－2表示三项研究比较了醋柳黄酮与 ACEI 类药物降低收缩压水平的疗效。由于三项研究具有相同的干预措施和对照，且研究对象相同，经异质性检验，差异无显著性意义（$P > 0.1$），因此结果允许合并。三项研究中，有一项研究对降低收缩压有统计学差异，其他两项均无差异，而合并的结果具有统计学的差异（$P = 0.0006$），表明醋柳黄酮的降压效果劣与 ACEI 类药物。

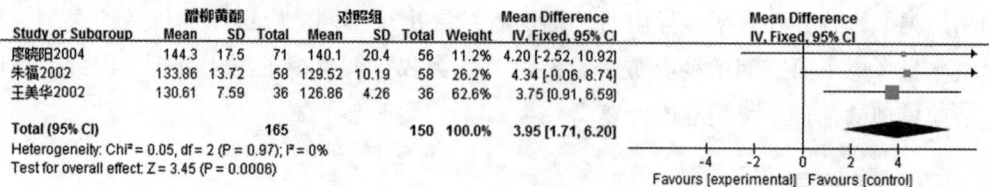

图7－2　醋柳黄酮与 ACEI 类药物比较降低收缩压水平的 Meta 分析

## 五、敏感性分析

敏感性分析（sensitivity analysis）是一种对资料的重复分析。主要方式有：改变纳入标准（特别是尚有争议的研究）、排除低质量的研究、根据异质的原因进行亚组分析等。例如在排除某个低质量研究后，重新估计合并效应量，并与未排除前的 Meta 分析结果进行比较，探讨该研究对合并效应量影响程度及结果稳定性。若排除后的结果未发生大的变化，说明敏感性低，结果较为稳健可信；相反，若排除后得到差别较大甚至截然相反结论，说明敏感性高，结果的稳健性低，在解释结果和下结论时应非常慎重，提示存在与干预措施效果相关的、重要的、潜在的偏倚因素，需进一步明确争议的来源。

## 六、发表偏倚分析

发表偏倚一直是系统综述中存在的问题之一。它是指阳性结果的研究容易得到发表的倾向，而阴性结果的研究一般作者不愿投稿或投稿后不容易获得发表。此外，阳性结果的多次重复发表也是造成发表偏倚的原因之一。发表偏倚往往造成对某一干预措施效果的片面夸大。由于检索和获取随机对照试验通常比较困难，系统综述如果不能纳入未发表的临床试验也可能出现发表偏倚的问题。为此，Cochrane 系统综述强调研究检索的范围要包括未发表的文献。全面无偏倚的检索和对前瞻性临床试验进行登记注册，是避免发表偏倚的手段。电子数据库如 MEDLINE 是检索研究的主要工具。然而，如果只检索该数据库则不全面。因为，并非所有已知发表的随机对照试验都可从 MEDLINE 检索到（数量取决于特定领域或问题）；其次 MEDLINE 目前收录了约 3800 种杂志，其中 98% 的杂志来源于发达国家，发展中国家仅占 2%，语种主要为英语。如果系统综述检索的研究仅限于 MEDLINE，则可能受发表偏倚（即阳性结果的研究容易得到发表的倾向）和语言偏倚的影响。为了防止这种偏倚并尽可能收集相关的研究，应使用多种来源的检索工具系统地选择研究，如 Cochrane 协作评价组（CRG）的专业注册资料库、索取研究的参考文献目录、个人通讯、电子检索资料库、追踪正在进行的研究及手工检索。

用于检查系统综述是否存在发表偏倚的方法之一就是采用"倒漏斗"图形（funnel – plot）分析的方法。RevMan 软件可自动生成该图形。它以样本含量（或效应量标准误的倒数）为纵坐标，以效应量（或效应量对数）为横坐标所绘制的散点图就是漏斗图。效应量可以为 RR、RD、死亡比或者相应的对数值等。漏斗图的基本假设就是效应量估计值的精度随着样本量的增加而增加，变异幅度逐渐变窄，最后趋于点状，其形状类似一个倒置的漏斗，故称漏斗图。数量多、精度低的小样本研究，分布在漏斗图的底部呈左右对称排列；数量少、精度高的大样本研究，分布在漏斗图的顶部，且逐渐向以合并效应量为中心的位置集中。在没有偏倚存在的情况下，图形呈对称势态。当其图形不对称时，除了考虑发表偏倚的可能性以外，还要考虑以下几种因素也可导致不对称：小样本、方法学质量低下的研究、机遇的作用、干预的变异性和假的报告等（图7-3）。原则上要求5个点以上才能绘图。

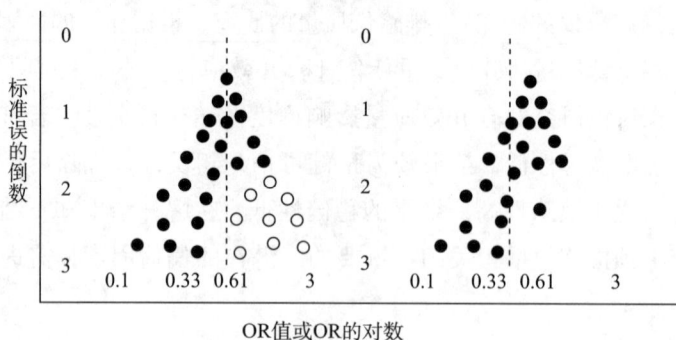

图7-3　漏斗图示意图

上图假设为漏斗图的两种情况，左图中所有研究围绕中心性对称排列，表明没有发表偏倚，图中空心散点代表结果无效的小样本研究，小样本研究估计的效应量变异较大，出现效应量极端值机会要多于大样本研究；右图，呈不对称分布，表示存在发表偏倚，缺失部分恰恰为结果无统计学意义的小样本研究。

不对称的程度可通过回归分析的截距大小来表示。目前在 Cochrane 系统综述中使用广泛的方法是由 Egger 及其同事开发的一种简便的 funnel plot 图形检验。该方法采用线性回归，根据比值比的自然对数值来测量 funne lplot 的不对称性。计算方法为用标准正常离差（standard normal deviate，SND）（其定义为比值比 OR 除以它的标准误）对效应估计值的精确度（precision）作回归分析。精确度的定义为标准误的倒数（回归方程：SND = a + b × precision）。如果存在有不对称，小样本试验显示的效应将系统地偏离于大样本的试验，回归线将不通过起点。截距（intercept）a 代表不对称的程度，它偏离0越大，其不对称的程度就越明显。

若发表性偏倚较大，则需采取相应措施，进一步收集相关资料信息，如与原文作者或研究组联系，查询有无阴性结果的研究，若有，则请他们尽可能地提供相关资料。但有时因论文发表年代久远，作者不愿意合作，或涉及保密，得不到相应资料，若发表性偏倚不能有效控制，考虑放弃 meta 分析。

目前 meta 分析通常使用 RevMan 软件进行统计分析，RevMan 软件是国际 Cochrane 协作网制作和保存 Cochrane 系统评价的一个程序。由北欧 Cochrane 中心制作和更新。协作网的系统评价人员均使用 RevMan 软件制作系统评价。该软件的主要特点是可以制作和保存 Cochrane 系统评价的计划书和全文；它可对录入的数据进行 Meta 分析并以森林图（forest plot）的分析结果以图表形式展示，不仅协助我们完成 Meta 分析的计算过程，还可以帮助我们了解 Meta 分析的架构并学习系统评价的分析方法；可把完成的系统评价制作成易于通过电子转换的文件以标准统一的格式发送到 Cochrane 系统评价资料库（The Cochrane Database of Systematic Reviews，CDSR），便于电子出版和日后更新；还可以根据读者的反馈意见不断修改和完善。充分利用 RevMan 软件对初次从事系统评价的人员获得方法学上的指导有很大的裨益。RevMan 软件可在网上免费下载，网址参见（http：//www. cochrane. org/resources/revpro. htm）

# 第三节　系统综述报告的撰写

撰写系统综述报告是系统综述的最后阶段。一项完整的报告应使读者能够判断该评价结果的真实性和推广的意义。制作系统综述报告以供发表是一项富有挑战性的工作，需要接受同行的评审，同时应当符合出版物的要求。要考虑到该系统综述潜在的用户和读者对象，文字的表达要清晰、详细，做到通俗易懂，避免使用深奥的科学词句。为了扩大影响和促进交流，系统综述可以多种形式进行登载，如印刷体杂志、电子杂志、会议摘要、资料汇编、患者手册、网络版本及其他媒体。以下主要介绍系统综述全文报告和杂志文章的撰写。

杂志版本的系统综述允许 2000~4000 字的文本（不包括图表、参考文献和附录），而电子版本的系统综述对字数没有限制，可以足够详细地描述评价者所做的工作、所得到的结果以及应用。如以卫生技术评估报告的形式发表则可达到 5 万字。一篇系统综述报告的构成如下。

## 一、标题

标题应简明而含有重要的信息，体现评价的目的，即提示性标题。以医学杂志中常见的题目为例："髋关节置换术中抗生素的预防：随机试验的系统综述"，该题目可能更加适合科研型的读者群。如果评价者的目的是要吸引繁忙的临床医生阅读该评价，另一种以评价结果的宣称性题目可能更具有吸引力："抗生素预防性应用于髋关节术后的感染"。这类标题的使用有增多的倾向，但要注意避免夸大结果的嫌疑。

## 二、作者

系统综述通常是协作性小组工作，因此在初期应对著者声誉、分工及著作权等问题进行认真的考虑。下列三种情况为考虑著作权人（作者）资格的标准：①提出系统综述设想并设计，对资料进行分析和解释；②起草系统综述或就其内容进行重要的修改；③对最终拟发表版本的审查。一般说来，为系统综述寻求资助、收集资料或对系统综述作一般性的监督管理，不作为著作权的贡献范畴。著者的排序取决于每位著者的贡献大小。

## 三、结构式摘要

系统综述报告的摘要所提供的信息对吸引读者的兴趣、迅速判断质量和结果的推广应用十分重要。杂志对摘要的限制通常是不超过 250～300 个字，而 Cochrane 系统综述全文报告的摘要最多可达 1000 字。摘要是报告中最重要的部分，因为大多数读者只阅读摘要（最多加上结论部分）。因此，评价者应尽可能使用非技术性语言而不过多地强调评价结果的意义，摘要应结构性地介绍背景、目的、方法、结果和结论。

背景部分仅述及系统综述问题的重要性即可。目的部分用一句话简要概括主要或次要的目的。方法部分应当交代资料来源、研究的选择、研究质量的评价和资料提取。结果部分应重点介绍资料定性或定量综合的主要结果和发现，如果应用了 Meta 分析，应给出主要结局的效应及其可信区间。对结果的解释十分重要的敏感性分析也应报告。结论应直接由结果衍生而来，其临床应用性和对将来研究的意义应当提及。

## 四、评价的文本部分

### （一）背景信息

应清楚地提出系统综述的问题及其重要性，目前的证据如何，包括基础研究和临床研究；该系统综述对医疗卫生领域的必要性，并对该领域的历史、社会、经济和生物学方面进行描述；研究对象、疾病过程、可得到的治疗方法、相关的结局；已有证据的不肯定性及存在的问题。对进行系统综述的合理性也应当描述。

### （二）研究的选择

应制订评价拟纳入的研究设计类型、对象群体、干预措施和结局。针对杂志的系统综述，这部分内容放在背景部分之后介绍。

### （三）评价的方法

包括检索策略和检索过程、纳入及排除标准、原始研究的相关性和真实性评价、资料提取、资料综合以及研究间异质性的调查。制订研究方案时这部分内容对以后的写作很有帮助。在评价过程中可能对研究方案的内容作适当修改，应当记载。总之，方法部分应提供足够的信息使其达到可重复。

### （四）纳入和排除研究的情况

研究选择过程的细节应当报告，通常采用流程图的形式说明。被排除的研究名单和排除的原因应当介绍（可作为附录），但在印刷体杂志上发表的系统综述则不太可能容纳得下这些内容，但可注明能从评价者处获取。

### （五）评价的结果

重要的研究特征应予以描述，包括每组患者的特征、干预和评估的结局。有关研究设计和质量方面的细节可列表说明。对资料综合的结果作简明地报告。对非量化的资料进行叙述性概括。效应的估计值及其可信区间用表或 Meta 分析图表示，使读者能直观地看到与研究特征和研究质量相关的效应方向和大小而非量化的定性分析，能使读者对干预的效应做出判断。虽然制作图表费事、耗时，但图表的方式是最容易理解结果的途径。

### （六）讨论

系统综述讨论部分的基本框架有 4 个部分。首先，对系统综述的主要发现作一陈述。然后对该评价结果的意义进行分析，包括纳入评价的证据强弱、汇总后效应的方向和大小以及这些结果的应用性。第三，对该评价的优缺点进行分析，包括对质量的评价和与其他评价存在的质量和结果上的差异。第四，该系统综述对临床医生或决策者的实际意义，有哪些尚未能回答的问题和对将来研究的提示。

### （七）结论

委托专门制作的系统综述报告往往要求有独立的结论部分。而杂志发表的系统综述结论部分在讨论结束时加以叙述，不单独列出。由于决策需要和不能有充裕的时间阅读全部报告，很多读者会直接阅读系统综述的结论部分。因此，结论应当用词清楚，切忌做出误导的推论，必须忠实于所评价的证据，注意结论的客观性，根据证据的强度做出相应的推论。

## 五、致谢

系统综述是一项复杂的需多方协作的研究工作，涉及诸多人员的协助或帮助，如文献检索、资料收集、编辑及文字处理等，对那些没有进入作者名单的，但对系统综述做出贡献的人员均应当致谢。致谢需征得当事人的同意。国外有的杂志还要求被致谢者提供书面的陈述。

## 六、利益冲突

利益冲突的定义为：涉及主要利益（即患者福利或研究真实性等专业评价）受到第二种利益（如经济利益）的不正当影响的情况。对利益冲突的声明只是为了让读者了解系统综述人员的判断是否会有其他因素的影响。评价者应当诚实地陈述以增加透明度。

## 七、参考文献与附录

系统综述的参考文献包括纳入研究的参考文献、排除研究的参考文献、其他参考文献。附录主要用于不能在正文中出现的细节，如检索策略、纳入研究的原始资料或其他相关的信息。参考文献的格式在 Cochrane 系统综述有固定的格式，如果是杂志发表的应按照标准温哥华式录入。

# 第四节　Meta 分析的评价

Meta 分析可以看成是一把双刃剑，真实有效的结果可以作为循证医学实践的重要证据，而错误的结果则有可能引起误导，对患者造成损害。因此，Meta 分析的证据在应用前必须进行效度分析，即评价结果的真实性。效度评价应考虑包括原始研究的质量、效应量的尺度、统计学意义与临床意义、纳入研究结果的一致性程度、是否有其他类型佐证等在内的一系列内容。Meta 分析的评价标准如下：

### （一）Meta 分析提出的临床问题是否敏感

所提出的问题是否考虑到一个干预措施在各种患者身上所产生的效应，而且该效应在生物学上是唯一的，不是模棱两可的。例如"化疗在延长癌症患者生存时间上的疗效如何？"，就不是敏感问题。

### （二）文献检索方法是否详尽清楚

如果有大量的原始文献缺失，会导致结论不可靠。查找有关计算机检索与杂志手检的内容、研究者（包括药商）的通信信息以及未发表文献的检索策略与规范说明。

### （三）原始文献的纳入是否合适

除了定义目标人群，干预措施以及预期结果外，Meta 分析中的纳入标准应同时定义方法学标准。一般在方法学部分查找纳入标准等相关内容。

### （四）是否对每个纳入研究都逐一进行了真实性评价

查找针对这些纳入研究的质量评价表或定量描述内容。单个纳入研究质量的高低，将直接影响 Meta 分析的真实性。试想如果纳入研究质量普遍较差，那么就不可能得到高质量 Meta 分析结果。因此考察 Meta 分析真实性，首先应对纳入分析的每个研究进行严格评价，评价内容包括诸如设计方案的论证强度如何，是否随机，样本含量是否足够，在无盲法及隐藏，患者的依从性如何，有无混杂和偏倚，有无失访，统计方法是否合适，结果解释是否合理，以及论文发表年代和语种、杂志种类和级别等方面。具体评价标准，详见有关章节。

### （五）评价结果的可重复性如何

研究质量的评价往往带有主观性，因此至少需要两名作者分别对纳入研究进行评价。若评价结果高度一致，则可信度大为增强。

### （六）结果合并是否合适

可借助于异质性检验与敏感性分析加以判断。很多研究人员开发了各种量表或指南来评估系统综述报告的质量。其中，1999 年提出了一套评价指南称为 QUOROM（The quality of reporting of meta – analyses），作为评估系统综述报告质量的标准。2009 年在此基础上进行补充、修订，又提出了（Preferred Reporting Items for Systematic Reviews and Meta – Analyses，PRISMA），该指南针对随机对照临床试验列举了 27 项质量评价标准和一个标准的报告流程图（参见附录三）。

最后需要一提的是系统综述与 Meta 分析是不同的两个概念。Meta 分析实际上是一种统计学的综合分析方法，它是把一些相关的研究资料予以合并，得出综合结论。作者如有偏爱性地选择一些研究进行综合，虽然是一篇 Meta 分析，但却不是系统综述。系统综述在对定量资料进行综合时会用到 Meta 分析的方法。因此，系统综述与 Meta 分析并不能画等号。国内近年发表的 Meta 分析，存在诸多质量问题。主要体现在提出评价的问题不具体，针对性不强；检索不全面，存在对鉴定研究的选择性偏倚、发表偏倚和语言偏倚的问题；纳入、排除标准不甚明确；缺乏对研究的方法学质量进行严格的评价；对研究对象的特征和诊断标准描述不够；重视对干预的疗效结局评价，而对安全性评价重视不够；资料提取未按意向治疗分析（ITT）的方法进行；研究的比较缺乏亚组分析和敏感性分析；对结果的解释未结合研究的质量和可能存在的偏倚进行，所下结论不够慎重。因此，加强对系统综述人员的方法学培训尤其重要。质量控制仍然是系统综述研究中的关键性问题。

# 第八章  临床实践指南

## 第一节  临床实践指南概述

### 一、临床实践指南的概念

临床实践指南（Clinical Practice Guideline，CPG）或称临床指南，指人们针对特定的临床情况，制订出的一套系统的能帮助临床医生和患者做出恰当处理的指导意见。在指南的指导下结合患者的具体病情做出诊断和治疗的决策，有助于循证医学的原则在临床医疗实践中得到更好的贯彻和实施，规范临床医生的医疗行为，提高医疗服务质量。

临床实践指南的作用是针对临床实践中存在的具体问题，分析评价国内外现有的研究证据后提出具体的推荐意见以指导临床医生的医疗行为。一方面，临床实践指南是连接证据和临床实践的桥梁，也反映了当前最佳临床诊治水平。另一方面，临床实践指南可以指导一线临床医生特别是基层的全科医生进行临床诊治，规范临床实践。

### 二、临床实践指南产生的背景

#### （一）临床实践的极大差异

很久以前，人们就注意到临床实践间不合理的差异现象。20 世纪 80 年代后很多研究发现：对同样一个临床问题，不同国家或同一国家的不同地区、甚至在一个地区内的不同社区，其处理方法各种各样。例如在美国 4 个州的 16 个社区，颈动脉内膜切除术使用率的差异达 20 倍；在一个州内，儿童扁桃体切除率在一个社区是 8%，而在另一个社区则高达 70%。发表于 1997 年的一项关于中国和英国对急性缺血性脑卒中处理方法的对比调查发现（表 8 - 1），除阿司匹林外，中国医生常规使用的 7 种治疗方法中，英国不超过 1% 的医生使用，两者差异明显。临床实践的这些极大差异已经超过了临床的、人口学的以及地域等特点的差异所能解释的范围，而令人对这些差异的合理性及使用这些治疗措施的科学性产生怀疑。

表 8 - 1  中、英急性缺血性脑卒中治疗实践对比

| 治疗方法 | 中国（%） | 英国（%） |
| --- | --- | --- |
| 甘油/甘露醇 | 69 | 1 |
| 中药 | 66 | 0 |
| 阿司匹林 | 54 | 39 |

| 治疗方法 | 中国（%） | 英国（%） |
|---|---|---|
| 钙拮抗剂 | 53 | <1 |
| 低分子右旋糖酐 | 44 | 0 |
| 蛇毒 | 30 | 0 |
| 激素 | 19 | <1 |

基于研究证据的临床实践指南则可缩小这些差异从而规范医疗行为，使患者得到应有的合理的医疗服务。

**（二）昂贵的医疗费用**

有限的卫生资源不能满足对医疗保健无限增长的巨大需求是全球面临的难题。各国政府和医疗保险机构面对种类繁多的诊疗措施，特别是昂贵的诊疗费用，需要确定哪些费用应该报销。更加明智地使用有限的卫生资源已成为共识。因此，对一组类似的患者，根据科学证据（包括成本—效益分析）制订一套规范化的治疗措施，对于制订医疗费用补偿政策、合理及高效地使用有限的卫生资源具有重要意义。

**（三）医疗措施的不当使用**

20世纪80年代以来不断有研究提示，在所有的医疗保健行为中，大约1/4—1/3的医疗措施是没有必要使用的（滥用），同时还存在误用或使用不足等问题。例如，抗生素对普通感冒和急性支气管炎几乎没有益处，但美国的一项研究提示，约半数的普通感冒和2/3的急性支气管炎患者接受了抗生素治疗。抗生素的滥用既增加了副作用和产生耐药性的机会，又增加了患者的经济负担。另一方面，新泽西州的一项调查表明，在应该使用β-受体阻滞剂的心脏病患者中，实际使用的患者仅占21%。

## 三、临床实践指南的意义

20世纪90年代以来，临床医学界极其重视临床实践指南的制订和在临床实践中的普及与应用，因此制订临床实践指南成为国际医学界的热点，各发达国家的医学专业团体、政府机构及其他组织纷纷制订出诊治各种疾病的临床实践指南，试图借此将散乱的临床实践合理地规范起来。临床实践指南主要有以下意义。

**1. 提高医疗质量**

临床实践指南可以指导医师给患者以最佳或合理的诊疗处理，减少不恰当的医疗行为，改善患者的预后，成为提高和保障医疗服务质量有效措施。

**2. 减少医疗机构和临床医师间医疗水平的差异**

临床实践指南提出诊断、治疗及康复的科学建议，以正式医疗文件传播，可以改变临床医生仅凭个人经验形成的一些医疗行为，减少医疗机构和临床医师间医疗水平的差异。

**3. 减少医疗费用**

经过成本 – 效果分析的循证临床实践指南能降低医疗成本，减少医疗费用，可作为制定医疗卫生政策和医疗保险的凭据。

**4. 是很好的继续教育教材。**

**5. 可作为政府部门对医疗机构医疗质量检查的依据。**

## 四、临床实践指南的类型和制订方法

根据临床指南的性质或开发过程，临床实践指南可分为基于共识的临床指南（consensus based guideline）和循证临床指南（evidence – based guideline）两大类。

### （一）基于共识的临床指南

基于共识的临床指南根据推荐意见的确定方式又可分为非正式的（集体讨论）与正式的（如专家咨询法等）两种。

**1. 非正式的共识性方法**

非正式会议法是由一组专家开讨论会，将一次或多次会议专家讨论形成的共识作为推荐意见形成指南，由专业学会或政府机构进行指南的发布。这种指南文件只包括推荐意见而缺乏形成推荐意见的证据及制订指南的背景及方法介绍。其优点是简单、快速、经济，容易为不熟悉正规分析方法学的专家们所采用。但缺陷是因为缺乏达成共识应遵循的客观标准及明确的方法和程序，而专家意见又易受很多因素的影响，导致研究的可靠性不能保证，因此，这种指南的质量和可靠性较差。20 世纪 90 年代以前及目前我国中医的指南的制订多采用此种方法，多由政府或学会组织，专家分工撰写，共同讨论而成。

**2. 正式的共识性方法**

正式的共识性方法是就某一疗法给专家组提供研究证据的综述文章及可能的适应证清单。在第一次专家组会议之前，专家组成员各自对每一个可能的适应证打分评价其适用性，通常采用量表的形式进行评价。开会时专家们将小组集体打分的情况与自己的打分相比较，讨论不一致的原因，然后再次重复打分评价过程，在会议讨论的基础上修改记分。最后的适应证打分情况反映了专家组成员关于某疗法适应证意见的一致性程度。其局限性是需要填写冗长的打分清单，使临床医生难以在实践中应用。同上述非正式的共识性方法一样，专家的主观意见仍是确定适用性的基础，虽然也考虑了研究证据，但没有将推荐意见与相关证据的质量明确地联系在一起。

### （二）循证临床实践指南

循证临床实践指南是将推荐意见与相关的证据质量明确地联系起来，依据对现有证据的评价结果来确定推荐意见制订指南。此方法使指南的推荐意见有科学客观的证据基础，令人信服；同时又标注了推荐意见的强度，便于读者根据其强度决定是否遵循该推荐意见。

循证制订指南的方法可系统归纳为 7 步：①确定指南拟解决问题的重要性（发病率、结局的严重性、经济花费）及制订指南的必要性、目的和适用范围；②成立专门的指南制订小组，确立制订指南的规范程序；③全面收集各国的相关研究资料，并进行系统分析，根据质量对证据进行分级；④依据对证据客观评价结果提出推荐意见，并参照证据水平和推荐意见强度对照表（各指南的对照表可能有一定差异，但原则上是基本一致的）。对推荐意见的强度进行标注。有充分证据时，根据证据提出推荐意见；没有证据或证据很弱时，根据讨论达成的共识（或一致）性意见提出推荐意见；⑤组织指南制订小组以外的专家对指南进行评审、试用和修改，最后完成正式指南；⑥指南文件的发布；⑦定期更新指南。新的临床研究证据发表后，以前的推荐意见可能已不再恰当，应及时更新。

## 五、临床实践指南与其他证据的关系

原始研究、系统评价和临床实践指南都是证据，都对临床实践有重要的参考和指导价值，但前两者主要是客观地提供研究结果和对结果的解释，提供临床决策可参考的信息和依据，而不提出主观的推荐意见。临床实践指南则是针对具体临床问题，分析评价已有的研究证据后提出具体的推荐意见以指导临床医生的医疗行为。因此，临床实践指南是连接证据和临床实践的桥梁，也反映了当时最佳临床证据的现状。另一方面，虽然临床研究的证据会越来越多，但临床医生每天面临的多数临床问题仍然缺乏相应的高质量临床研究证据，但又必须即时为患者做出诊治决策。一个好的循证临床指南已经完成了对当前证据的收集和评价，并将证据与具体实践相结合，对临床实践提出具体的指导意见。对某一临床问题即使当前缺乏高质量的研究证据，指南也会根据共识提出相应的处理建议。因此，临床实践指南更加贴近临床实践的需要，为基层的临床医师提供了方便。从临床实际工作看，遇到一个需要解决的临床问题后，最好先寻找和使用临床实践指南，如果无则寻找系统评价证据，再无则寻找原始研究证据（图 8-1）。

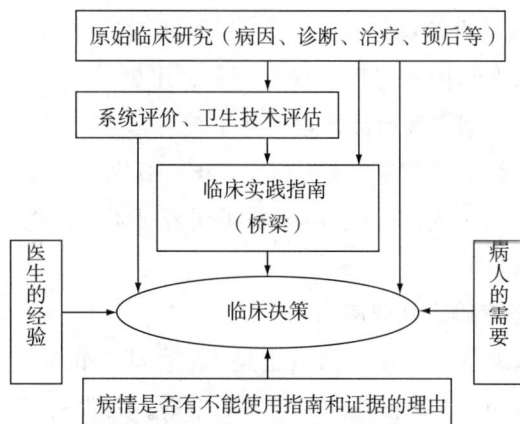

图 8-1　从证据到临床决策示意图

　　临床路径（Clinical pathway，CP）是指针对某一疾病（住院疾病）建立一套标准化治疗模式与治疗程序，是一个有关临床治疗的综合模式，以循证医学证据和指南为指导来促进治疗组织和疾病管理的方法，最终起到规范医疗行为，减少变异，降低成本，提高质量的作用。相对于指南来说，其内容更简洁、易读，适用于多学科多部门具体操作，是针对特定疾病的诊疗流程、注重治疗过程中各专科间的协同性、注重治疗的结果、注重时间性。

# 第二节　临床实践指南的应用与评价

## 一、临床实践指南的应用原则

　　临床实践指南是为临床医生处理临床问题制订的参考性文件，不是法规，推荐而不强制，避免不分患者的具体情况强制性盲目地照搬使用。指南是对多数（或典型）患者或多数情况提供的普遍性指导原则，不可能包括或解决每一个患者所有复杂、特殊的临床问题。指南和临床实践存在差距，面对具体的个体患者，临床医生应在指南的指导下，根据具体病情及多方面的因素选择治疗方案。应用临床技能和经验迅速判断患者的健康状况和建立诊断的能力，以及判断患者对干预措施可能获得的效益和风险比的能力，是临床医生正确使用指南做出恰当临床决策的基础。此外，患者及家属的价值观和意愿也是做出诊断和治疗决策时应当考虑的因素，要尊重患者的选择。

## 二、临床实践指南的应用方法

### 1. 确定指南的类型

　　临床实践指南的质量良莠不齐，通过了解指南的制订方法，以确定指南的类型，把握其科学性、合理性和可靠性。一个真正的循证指南较非循证指南的可靠性更强。

### 2. 充分了证据等级和推荐意见

　　通过阅读对证据水平和推荐意见强度的解释，了解其意义，以便判断推荐意见的可靠程度。现用指南的证据等级和推荐意见并不统一，推荐意见多采用 D Sackett 1992年提出的分级。A 级推荐：基于多个 I 类研究证据，其结果一致。B 级推荐：基于多个 I 类研究证据，但结果不一致或基于多个 II 类研究证据，其结果相一致。C 级推荐：基于 III ~ V 类研究证据。

### 3. 根据推荐意见强度确定临床应用

　　推荐意见的强度反映了对一项干预措施是否利大于弊的确定程度。可以根据指南中推荐分级确定临床应用：A 级推荐：准确而无偏倚，若没有禁忌证可直接用于患者。B 级推荐：可以使用但应注意其证据并不充分，在理由充分时可用或不用，应随时注意新证据的发表。C 或 D 级推荐：提示证据更加缺乏，具有更大的不确定性，由观察性研究或专家的临床经验为依据，医生更加灵活，只要理由充分则可选择用或不用。

## 三、GRADE 系统证据质量与推荐强度分级

针对证据级别及推荐意见强度存在不统一的现状，由包括世界卫生组织（WHO）在内的 19 个国家和国际组织于 2000 年成立"推荐分级的评价、制定与评估（Grades of Recommendations Assessment, Development and Evaluation, GRADE）"工作组，并于 2004 年正式推出了 GRADE 证据质量分级和推荐强度系统（GRADE 系统），该系统被许多国际组织或协会采用，一些新发布的指南已使用了 GRADE 系统的证据质量分级和推荐强度分级。

证据质量分级起始于研究设计，试验研究为高质量，观察研究为低质量，但一些因素可影响证据的质量，GRADE 列出了降低证据质量级别的 5 种因素：研究局限、不精确、结果不一致、间接证据及可能的发表偏倚；升高证据质量级别的 3 种因素：效应量大、剂量反应及混杂因素效应降到最低。GRADE 证据质量分级见表 8 - 2。

**表 8 - 2　GRADE 证据质量分级表**

| 证据级别 | 具体描述 | 研究类型 | 表达符号/字母 |
|---|---|---|---|
| 高 | 我们非常确信真实的效应值接近效应估计 | RCT<br>质量升高二级的观察性研究 | ⊕⊕⊕⊕/A |
| 中 | 对效应估计值我们有中等程度的信心：真实值有可能接近估计值. 但仍存在二者大小相同的可能性 | 质量降低一级的 RCT<br>质量升高一级的观察性研究 | ⊕⊕⊕⊕○/B |
| 低 | 我们对效应估计值的确信程度有限：真实值可能与估计值大不相同 | 质量降低二级的 RCT<br>观察性研究 | ⊕⊕○○/C |
| 极低 | 我们对效应估计值几乎没有信心：真实值很可能与估计值大不相同 | 质量降低三级的 RCT<br>质量降低一级的观察性研究<br>系列病例观察<br>个案报道 | ⊕○○○/D |

GRADE 系统将推荐等级分为强或弱 2 级（表 8 - 3）。强推荐意味着源于高质量证据，绝大多数知情的患者都会选择推荐方案，临床医生可以此对患者进行治疗。弱推荐源于低质量证据或利弊相近的证据，意味着患者的选择会随着他们的价值观和意愿变化，临床医生必须确保对患者的治疗应符合他们的价值观和意愿。决定推荐强度的因素有：不同治疗方案的利弊平衡、证据质量、价值观和意愿的变化及资源利用。

**表 8 - 3　GRADE 证据推荐强度分级**

| 证据质量 | 推荐强度 | 具体描述 | 表达符号/数字 |
|---|---|---|---|
| 高 | 支持使用某项干预措施的强推荐 | 评价者确信干预措施利大于弊 | ↑↑/1 |
| 中 | 支持使用某项干预措施的弱推荐 | 利弊不确定或无论高低质量的证据均显示利弊相当 | ↑?/2 |

续表

| 证据质量 | 推荐强度 | 具体描述 | 表达符号/数字 |
|---|---|---|---|
| 低 | 反对使用某项干预措施的弱推荐 | | ↓?/2 |
| 极低 | 反对使用某项干预措施的强推荐 | 评价者确信干预措施弊大于利 | ↓↓/1 |

## 四、临床实践指南的评价

临床实践指南对指导临床意义重大，但如果制订方法不当则可能产生不可靠的甚至错误的推荐意见而引起误导，因此人们越来越重视指南的评价。世界著名临床医学专家，循证医学的奠基人之一 David Sackett 指出，确定某个指南的质量主要根据两个方面：①是否收集了所有最新（过去 12 个月内）的有关证据，并进行了分析、评价和对其真实性进行了分级？②是否对每一条推荐意见标注了其依据的证据级别和相关文献出处？这是评价指南质量的核心。

评价临床实践指南的科学性，主要对指南制订所采用的方法、最终推荐的内容以及应用指南的相关因素进行评价，内容包括：①明确提供了指南制定小组成员、专业及观点意见；②清楚说明了指南制定者的经济资助者；③建立了分析框架；④描述了如何发现、筛选证据及如何利用参考文献，提供了文献评价的路径和证据质量分级；⑤清楚表明了证据与临床实践的差距，明确讨论了从资料中所得出的其他合理结论；⑥对否定意见的证据进行了充分讨论，对专家意见进行了明确的标记，包括结论的理由、推理的线索、观点形成中所用资料的推理强度；⑦充分讨论了在达成共识时所考虑的利与弊以及不同情况下特殊利与弊的相对权重，提供了整合患者意愿的方法；⑧讨论了成本—效益；⑨为更新指南提出了相应的计划和明确的日期。

指南研究与评价评测（Appraisal of Guidelines Research and Evaluation，AGREE）是目前国际上普遍使用的一种指南研究和评价工具（量表），它包括 6 个方面（指南范围与目的、利益相关者的参与度、指南开发的严格性、表述明确清晰度、可应用性、编辑工作的独立性），23 个关键条目，涉及制定和发布指南的全过程。

如果评价结果显示指南是真实可靠的，下一步就要看这个指南是否适用于你的患者/实践/医院/社区。应用指南时应结合适用的人群特点，如年龄、病程、疾病的严重程度或类型、是否存在合并症等；还应考虑费用、医疗条件和环境；同时还涉及地域、传统、法律、意愿及行为等因素。总之，应在指南的原则指导下根据每个患者的具体情况灵活安排诊断或治疗措施。

# 第九章 健康相关生存质量的研究与评价

随着社会经济、科技水平的发展和医学诊疗技术的进步，人们对健康的要求也不断地提高和变化，患者不仅关心疾病能否治愈，生存期有多长，而且关心自身的生活质量。医学模式也由生物医学模式逐渐向生物—心理—社会综合医学模式转变。因此，健康相关生存质量的研究与评价对临床科研与医疗质量的评价日益重要，并把临床研究推向了一个更宽的范畴。

实践证明，现阶段常规使用的患病率、缓解率、有效率、治愈率等传统评价指标已不能全面反映疾病对人类的多重危害，不能真实地反映出患者对疾病的体验和治疗的综合反应，不能全面地评判干预措施的疗效，不能满足社会及患者对健康的新要求。为了全面评价疾病和治疗给患者造成的生理、心理和社会适应等各方面的影响，在20世纪30~40年代，医学领域提出了生存质量（quality of life，QOL）的概念，近年来，越来越多的临床工作者以及卫生决策者逐渐重视生存质量研究，并用以指导疾病防治决策的实践。目前，生存质量已成为心脑血管疾病、风湿病、肿瘤等慢性疾病临床研究的评价内容之一。

## 第一节 健康、生存质量及健康相关生存质量

### 一、健康与生存质量

1993年WHO对健康的定义为：健康不仅意味着无病，而且在生理、心理及社会功能等方面，都要处于一种完全的良好状态（Health is not only the absence of infirmity and disease but also a state of physical，mental and social well – being）。人们对生存质量的探讨，也是以健康的科学概念为基础。

生存质量（quality of life，QOL）又称"生命质量"、"生活质量"等，在中文语境中不同的领域其含义略有差异。对生存质量内涵的理解差异较大，不同的文化背景和不同的理念对生存质量含义的理解不尽相同，因此对生存质量的定义有百余种之多，但有几点得到较为普遍认同：①生存质量是一个多维概念，包括生理、心理及社会功能；②生存质量是评价主观感受，应由被测试者自评；③生存质量是建立在一定的文化价值体系之下的。为此，WHO生存质量评估组融合了诸多专家们的意见，于1993年提出了较能被广泛接受的定义，即：生存质量是指个人处于自己的生存环境中，对自身生存的一种自我感受，它涉及人们在生存中的文化和价值体系所反映出与其生存

的目的、期望、标准及其关注的关系（An individual's perception of their position in life in the context of the culture and value systems in which they live and relation to their goals, expecptations, standards and concerns）。这是一个很宽泛的概念，受到个人的身体健康、心理状况、独立能力、个人信念、社会关系及其与环境的关系所影响。该定义强调了生存质量是依从于每一个个体独特的生活体验，在不同的种族和文化群体中，生存质量的概念是不同的。

## 二、健康相关生存质量

生存质量涉及所有影响生存质量的因素，诸如国民生产总值、人均国民收入、居住条件、社会环境等等。医务工作者研究的目的是为了更好地服务于患者，于是他们把生存质量的理论和医学实际结合起来，提出了"健康相关生存质量"（health - related quality of life，HRQL）的概念。

HRQOL 是指在疾病、意外损伤及医疗干预的影响下，测定与个人生活事件相联系的健康状态和主观满意度。HRQL 评价基本上包括生理功能、心理功能、角色活动、社会适应能力和对健康状况的总体感受。

## 三、健康相关生存质量的评价内容

对于健康相关生存质量评价内容的认识，不同阶段、不同专家可能存在差异。1995 年，美国学者 Ferrell 等提出测定一个人的生活质量至少包括四个方面：身体健康状况、心理健康状况、社会健康状况、精神健康状况。1996 年 WHO 的 QOL 测定包括 6 个方面：身体功能、心理状况、独立能力、社会关系、生活环境、宗教信仰与精神寄托。一般认为 QOL 测定要包括以下内容。

### （一）生理状态

**1. 活动受限**

是指日常生活活动能力由于健康问题而受到的限制，包括三个层次：躯体活动受限，如屈体、弯腰、行走困难等；迁移受限，如卧床、室内活动受限、不能驱车、不能利用交通工具等；自我照顾能力下降，如不能自行梳洗、穿衣和进食等。通常所说的基本日常生活活动能力（basic activities of daily living，BADL），是指穿衣、进食、洗澡、上厕所、室内走动等五项指标，是康复评价最常用的指标。

**2. 角色功能受限**

角色是由社会经济、职业、文化背景等因素决定的个人在社会关系中的位置，人的社会角色表现为担当一定的社会身份、承担相应的社会义务、执行相应的社会功能。角色功能常常因身体功能下降受到影响，包括主要角色活动的种类和数量受限、角色紧张、角色冲突等。角色功能受限不仅反映患者的生理状态，而且还受心理状态和社会生活状态的影响，是反映生存质量的一个综合性指标。

### 3. 体力适度

主要指个人在日常活动中表现出的疲劳感、无力感和虚弱感。许多疾病并不导致躯体活动受限，但通过降低患者的体力而使其角色功能下降。体力适度也是一个相对概念，不同的社会角色在日常活动中所支付的体力是不同的，因此病中或病后所表现出的体力适度也是不同的。

## （二）心理状态

### 1. 情绪反应

情绪是指个体感知外界事物后所产生的一种体验，包括正性情绪（如愉快、兴奋、满足、自豪等）和负性情绪（如恐惧、抑郁、焦虑、紧张等）。疾病和环境因素（无力承担治疗费用、药物不良反应、与家人关系等）都会给患者带来不同程度的心理变化，是生存质量测量中最敏感的部分。

### 2. 认知功能

认知功能包括时间与地点的定位、方向识别能力、思维、注意力和记忆力等。

## （三）社会功能状态

### 1. 社会整合

指个人属于一个或几个高度紧密的社会组织，并以成员身份参与其中。

### 2. 社会接触

指人际交往和社区参与，如亲友交往和参加集体活动等。

### 3. 亲密关系

指个人关系网中最具亲密感和社会信任感的关系，如夫妻关系。

## （四）一般性感觉

### 1. 健康自评

是一种综合测定，反映个体生存质量的总变化，可以是对个体目前综合健康状态的自我评价，也可以是对自己将来健康状况发展的自我评价，即对现实健康的认识和未来健康的期望。

### 2. 自我生活评价

是个人对自身的某个领域的自我评价或对生活各方面的综合性自评。评价内容包括经济状况、婚姻家庭生活、职业、闲暇活动、社会生活等，反映个体对生活的满意程度与幸福感。在生存质量评价中，满意度用来测定患者需求的满意程度，幸福感用来测定患者整个生存质量水平。

各个方面间既相互独立，又相互影响。一般人们患病后，因病理损害而致生理功能障碍；在心理及精神上造成负担和刺激；同时对于社会交往、人际关系及社会适应能力方面亦会受到不同程度的限制等等。反之，因为疾病的减轻或痊愈，引起上述诸方面功能的好转或正常，从而使生存质量得以改善。

## 第二节　健康相关生存质量量表的分类与应用范围

### 一、HRQL 量表的分类

HRQL 的测定需要借助测量工具，即量表。目前还没有可以测量每一种健康问题的"全能"量表，要根据研究者应用的目的和研究的人群来选择不同的量表。尽管目前的量表多种多样，但按照测试目的、量表内容及适用范围大致分为两大类：通用量表（工具）和专用量表（工具）。

#### （一）通用量表

通用量表又称普适量表，一般包括生理功能、社会与心理功能、疼痛、自理能力以及其他活动情况在内的不同维度，可用于不同人群测量健康相关生存质量。通用量表常用于总体健康估价，还常用于不同疾病人群的健康相关生存质量的横向比较，比如对治疗类风湿关节炎、高血压或肿瘤所获效益进行直接比较，使决策者一目了然地了解结果，有利于对有限资源的使用做出合理的决策。然而，这类量表没有针对性，未包含与研究疾病特征有关的条目，忽略了研究疾病所受影响的重要功能方面，因而该类量表用于特殊疾病时的信度是低的。

目前国际和各国已制订了多种通用量表，常用的如下。

**1. 简明健康状况调查问卷（MOS－SF36）**

简明健康状况调查问卷（the medical outcomes study 36－item short－form health survey，MOS SF－36）由美国医学结局研究组（medical outcome study，MOS）在 20 世纪 80 年代开始开发，1996 年形成第二版的通用生存质量量表，SF－36 包含两大领域、8 个方面，由 36 个问题构成，其中生理功能（PF）、生理职能（RP）、躯体疼痛（BP）和总体健康状况（GH）4 个方面属于生理领域；精力（VT）、社会功能（SF）、情感职能（RE）和精神健康（MH）4 个方面属于心理领域。除了以上 8 个方面外，SF－36 还包含单独一项健康变化，用于评价过去一年内健康状况的总体变化情况。SF－36 作为一种已被证实有较好信度、效度和可接受性的普适性生存质量量表已为世界许多国家所接受，我国于 1998 年完成了对 SF－36 问卷的中文版本翻译和适当的文化调试，并在临床上得到广泛应用。

**2. 世界卫生组织生存质量测定量表（WHOQOL—100 和 WHOQOL—BREF）**

世界卫生组织生存质量测定量表（WHOQOL）是由在世界卫生组织的统一领导下，由 15 个（后来又增加了 9 个）处于不同文化背景、不同经济发展水平的国家和地区的研究中心共同研制的、用于测量个体与健康有关的生存质量的目际性量表。该量表包括 WHOQOL—100 和 WHOQOL—BREF 两种。WHOQOL—100 由六个领域 24 个方面组成，能够详细地评估与生存质量有关的各个方面。

Ⅰ. 生理领域 1. 疼痛与不适 2. 精力与疲倦 3. 睡眠与休息；

Ⅱ. 心理领域 4. 积极感受 5. 思想、学习、记忆和注意力 6. 自尊 7. 身材与相貌 8. 消积感受；

Ⅲ. 独立性领域 9. 行动能力 10. 日常生活能力 11. 对药物及医疗手段的依赖性 12. 工作能力；

Ⅳ. 社会关系领域 13. 个人关系 14. 所需社会支持的满足程度 15. 性生活；

Ⅴ. 环境领域 16. 社会安全保障 17. 住房环境 18. 经济来源 19. 医疗服务与社会保障：获取途径与质量 20. 获取新信息、知识、技能的机会 21. 休闲娱乐活动的参与机会与参与程度 22. 环境条件（污染/噪声/交通/气候） 23. 交通条件；

Ⅵ 精神支柱/宗教/个人信仰 24. 精神支柱/宗教/个人信仰。

该量表不仅具有较好的信度、效度、反应度等计量心理学性质，而且具有国际可比性，能将不同文化背景下测定的生存质量得分进行比较。但由于量表冗长，在大型流行病学研究中应用不便。有鉴于此，世卫生组织在WHOQOL—100的基础上简化形成了世界卫生组织生存质量测定量表简表（WHOQOL—BREF），简表保留了量表的全面性，各个领域的得分水平能够替代WHOQOL—100（但是它不能测定每个领域下各个方面的情况），而仅包含26个问题条目，因此是一种方便、快捷的生存质量测定工具。

**3. 国人生活质量普适量表（the 35 – item QOL questionnaire，QOL – 35）**

由中国医学科学院等单位研制的普适量表QOL – 35包括35个条目，分别属于总体健康和生活质量、生理功能、独立生活能力、心理功能、社会功能、生活条件6个领域和1个反映生活质量变化的条目组成。该量表针对中国一般人群社会文化特点和所关心的问题设置条目，国内运用时更容易理解和回答，具有较好的信度、效度、反应度。

**4. 中华生存质量量表表（Chinese quality of life instrument，ChQOL）**

该量表以中华文化为背景，以中医理论为指导研制的既具有中国文化特色，又能反映中医生存质量内涵的通用量表。量表参照WHO关于生存质量的内涵，有4个维度（领域）：形神统一领域、七情领域、社会领域和自然领域；13个方面：气色、睡眠、活动能力、饮食消化、气候适应、神志、思维、眼神、语言表达、喜、怒、悲忧和惊恐；50条问题。量表简明扼要，具有较强的实用性、科学性和可操作性。

在临床医疗实践中，类似的通用量表还有疾病影响量表（sickness impact prome，SIP）、诺丁汉健康量表（Nottingham health profile，1980）、欧洲生存质量测定量表（EQ – 5D）、中医体质量表等。

**（二）专用量表**

**1. 疾病专用量表**

用于测定特定临床状态人群（患者及某些特定人群）的生存质量。主要观测特定人群的生存质量差异，或特定疾病对生存质量的影响，或某些慢性疾病患者的生存质量或药物治疗中的某些反应。如用于癌症患者的"癌症患者生活功能指数"（FLIC）、FACT 量表系列、欧洲癌症研究与治疗组织（EORTC）的"生存质量核心量表"系列（QLQ－C30）等；用于脑血管意外的"美国国立卫生研究院卒中量表"（NIHSS）；用于失眠的"匹兹堡睡眠质量指数量表"（PSQI）、失眠自测量表等。我国学者研制的"类风湿关节炎生命质量调查表"（QOL－RA）、中医量表如肝胆四证（肝阳上亢证、肝胆湿热证、肝气郁结证与肝火上炎证）评定量表、中医脾胃系疾病 PRO 量表等。

**2. 领域专用量表**

测定一般人群和特定人群生存质量某一领域或特定内容的量表。如侧重于行为表现功能评定的"日常生活独立活动指标"（ADL）、Karnofsky 的"行为表现量表"（KPS）；RCSL 侧重疾病症状和治疗副作用的评定。

专用量表它只包括了对于特定临床状态测试的重要成分，如生理功能、心理功能以及疾病特有内容。对于不同的评价对象应该选用不同类型的量表。

按照应用目的，生存质量评价量表又可分为判别量表、评定量表、预测量表。

判别量表：主要用于判别个体生存质量，以区分不同的受试者的量表。如用于判别治疗组与对照组之间受试者生存质量有无不同。

评定量表：主要说明生存质量在时间上的变化趋势。这类量表不重视对评测对象的区分度，而是注重评测对象对生存质量变化的敏感性。

预测量表：主要用于根据生存质量预测某些现象（如疾病的复发、治疗的副作用）的发生。

## 二、HRQL 量表的功能

根据 HRQL 量表应用的不同目的，有三种不同的功能。

**1. 预测功能**

应用某种特殊的 HRQL 量表所获得信息，在尚无特殊事件的情况下，通过观察追踪生存质量的变化情况，具有预测某种特殊事件发生的功能，例如预测疾病的发展、转归、康复或死亡等。

**2. 辨别功能**

应用 HRQL 量表测试不同健康状态的对象，其结果要能反映出他（她）们之间的 HRQL 真实的差异水平，因而具有辨别生存质量差异性的功能。

**3. 评价功能**

应用 HRQL 量表测试患者接受治疗或干预前—后数值的变化，对干预或治疗效应进行评价。例如慢性心力衰竭患者病情没有得到控制时，HRQL 测试值为低水平；而如果患者接受了有效的治疗后，心脏功能恢复正常，症状缓解，生存质量改善，其测试值随之上升。评价功能的高低与相应测试条目的反应性（或称敏感性）密切相关。

### 三、HRQL 应用范围

在以下几种情况中，可以考虑使用以下生活质量评价。

#### （一）一般及特殊人群健康状况评价

以生存质量作为评价人群健康状况的指标，以了解不同人群的综合健康状况，比较不同国家、不同地区、不同民族的生存质量及其影响因素，为提高人群健康水平，确定卫生工作重点，制定卫生策略与措施提供参考依据。

**应用实例**

1. 1992 年，Ware 等用 SF – 36 进行人群调查，共调查了 2474 人，制定了美国人不同年龄、性别健康概念的正常值。（Ware JE，Snow KK，Kosinski M，et ai. SF – 36 Heaith Survey Manuai & Interpretation Guide. Boston：The Heaith Institute，New Engiand Medicai Center，1993，16（2）：18）。

2. 2000 年浙江大学医学院应用中文版 SF – 36 对 l688 名杭州市居民生存质量进行调查，制定了杭州市区普通人群年龄、性别各维度分数正常参考值。杭州市普通居民 GH、VT、MH 维度分数低于美国普通人群，与 Ren 所报道的美籍华人的情况一致（王红妹，李鲁，沈毅. 中文版 SF – 36 量表用于杭州市区居民生存质量研究. 中华预防医学杂志，2001，35（6）：365）。

#### （二）肿瘤及慢性病患者生存质量测评

癌症与慢性疾病患者的 QOL 测评是医学领域生存质量研究的主流，应用不同的疾病专用量表可以反映不同疾病患者，尤其对慢性疾病患者的全身状况、心理感受和社会适应能力，也可以帮助医务人员选择恰当的治疗措施。肿瘤及一些慢性疾病属难治性或不可治愈的疾病，如果新疗法对临床结局（例如远期存活、治愈等）只产生很小的影响，就需要应用生存质量来说明其作用。

**1. 癌症患者的测评**

目前，生存质量测评在癌症临床研究方面应用广泛，包括癌症患者 QOL 流行病学调查、抗癌药物的疗效评价、姑息性治疗方案的评价和卫生资源投入决策等。如 Lasry 等对乳腺癌治疗方案的选择作了大量的生存质量研究，使其治疗从全部切除转向部分切除；Jcntschura 等对胃癌造口术和部分切除术对患者生存质量的影响作了比较，指出部分胃切除优于胃造口术。

**2. 慢性病患者测评**

近 20 年来，国内外对心血管系统疾病、慢性阻塞性肺疾病、糖尿病、风湿病等慢性疾病进行了大量的生存质量测定和评价，以了解慢性病患者的健康状态、影响因素、干预措施的效果及副作用等。Issa 等对 251 例糖尿病患者的生存质量研究发现，低收入、低文化程度、身体并发症会降低糖尿病患者的生存质量。

应用实例

1. Tian 等采用整群抽样对城市和农村胃癌患者生命质量进行比较及其影响因素分析，结果显示，大部分胃癌患者的生命质量很差，尤其是农村胃癌患者生命质量更差，家庭收入、营养和康复训练是农村和城市胃癌患者生命质量的共同影响因素（Tian J, Chen ZC, Wu B, et al. Comparison of quality of life between urban and rural gastric Cancerpatients and analysis of influencing factors ［J］. World J Gastroentero1. 2004, 10（20）: 2940 – 2943）。

2. Klocek 等以综合心理健康指数量表（PGWB）对 1539 例高血压患者和 995 例健康人的生命质量进行了测评，结果表明，原发性高血压患者的生命质量显著低于血压正常人；性别、年龄是影响患者生命质量的主要因素，而教育水平、职业、家族史，以及合并有冠心病、糖尿病等也都与生命质量相关；临床因素中，独立影响高血压患者生命质量的因素有收缩压、舒张压、肥胖、合并靶器官损害和用药的数量（Klocek M, Kawecka Jaszcz K. Quality of life in patients with essential arterial hypertension. Part 1; The effect of socio – demo – graphic factors ［J］. Przegl Lek, 2003, 60（2）; 92 – 100）。

## （三）临床治疗方案的评价与选择

近年来，生存质量已逐渐用于药物疗效和治疗方案的评价与选择。通过对患者在不同疗法或措施中生存质量的测定与评价，为临床治疗方案和药物选择提供新的结局指标。

应用实例

1. 对于肢体肉瘤的治疗方法通常有两种：一是截肢；二是保守疗法。按传统的观点，认为尽量不截肢。Sugarbaker 等对 26 名肢体肉瘤患者进行了生存质量评价，比较发现两组患者的生存质量在总体上没有统计学差异，但保留疗法对患者的情绪行为、自我照顾和活动、性行为的损害较截肢疗法严重。由此得出结论：从生存质量的观点出发，保留疗法并不优于截肢疗法；从减少复发的愿望出发，更应考虑截肢（Sugarbaker P. Barofsky I. Rosenberg SA. Quality of life assessment of patients in extremity sarcoma clinical trials. ［J］. Surgery. 1982. 9; 117 – 123）。

2. 为了预防高血压病患者心、脑、肾等器官并发症的发生，对患者进行药物治疗是必要的，但使用药物控制血压也会产生副作用。英国医学博士 Bullpitt C 等人观察了 477 例高血压病患者采用不同的降压药治疗后的副作用。通过应用自评量表，了解到各种降压药对患者体力和脑力方面的影响，了解同性能的药物具有不同的副作用，从而帮助临床选用适宜药物。

## （四）预防和保健措施的评价

随着预防医学和初级卫生保健的发展，越来越多的学者采用生存质量指标对社区卫生服务和社区卫生干预的效果进行评价。如有学者采用 SF – 36 对墨西哥老年人的健康相关生存质量进行测评，研究如何建立医疗保健服务利用模式，提出初级卫生保健服务模式对提高老年人的生存质量有积极意义。

### （五）健康教育领域应用

随着疾病谱的改变，癌症、心脑血管等慢性病成为威胁人类生存的主要疾病，健康教育对于人类的身心健康尤显重要。通过对患者生存质量的主要影响因素进行健康教育和健康干预，使患者正确地认识和了解自己的健康状况，有助于患者改变以往错误的行为和想法，形成良好的行为生活方式，促进其身心健康，预防疾病，进而提高生命质量。

### （六）康复领域的评价

现代康复治疗重视干预的质量和获得的结局。早在 1990 年，生存质量作为干预的一个目标结局指标，已被广泛引进到多种伤病和残疾的康复测评中，康复治疗前、后患者个人 QOL 指标的变化是判断康复治疗的效果的一个重要方面。

### （七）卫生资源配置和利用的决策

生存质量评价指标的确定不仅对于卫生专业人士和患者来说很重要，而且对从事卫生保健计划与卫生政策制定的医疗管理人员和卫生经济学家也非常重要。生存质量考虑了临床治疗的正性和负性影响，可以用来反映卫生投资的效益，提出在选择医疗卫生投资重点时，合理分配卫生资源。

当然，生活质量的测量也有其局限性。生活质量测量通常是横断面的，而在疾病和治疗的不同时期，患者的健康状况会不断变化，而测量生活质量不能及时、有效地反映出这些变化。

# 第三节　健康相关生存质量量表的评价与选用

## 一、健康相关生存质量量表的评价

作为测量工具，健康相关生存质量量表质量如何，能否准确地测量生存质量分值，真实地反映出被测量者的生存质量状态，主要从信度、效度和反应度进行分析评价。

### （一）信度及其常用评价方法

信度（reliability，又称为可靠性）是指对测量工具所测结果的稳定性的评价。影响量表信度的三大因素是测定内容、测定时间和测定人，对这三大因素常用的评价检验方法主要为内在一致性系数、分半信度、重测信度和评定者间信度等。

**1. 内部一致性信度**

内部一致性信度系数是检验亚量表内部条目之间的一致性的程度。它是从量表的构思层次入手，根据一次测验的结果来估计内部结构的信度。最常用的信度系数是克朗巴赫 $\alpha$ 系数（Cronbach's alpha coefficient），Cronbach's $\alpha$ 系数在 0 和 1 之间，0 表示完全不可信；11 表示完全可信。理想情况是每一个亚量表 $\alpha$ 系数均≥0.70，但大多数

研究认为 >0.6 就可表明内部一致性较好，达到这一水平说明量表各条目所测内容具有同源性。

### 2. 分半信度 （split – half reliability）

分半信度（又称折半信度），是在一次测量后将条目分为相等的两部分（通常是分为奇数题和偶数题），分别计算两部分得分并以简单相关系数 r 作为信度指标。

### 3. 重测信度 （test – retest reliability）

重测信度又称前后一致性、稳定性系数，验证 HRQL 量表重测信度的方法是使用同一测量量表，在不同时间对同一批受试者施测两次测量（间隔时间应较短，一般为 1~4 周），评价两次测量的相关系数，即为稳定性系数。一般用 Kappa 值或组内相关系数（ICC）检验，两次测评的相关性越高，则代表量表越具有稳定性。通常 Kappa 值 k >0.75 为可信度高；0.75 ~ 0.4 为可信度较好；k <0.4 为信度差。

### 4. 评定者间信度

是用来评价评定者之间一致性的程度。方法是随机抽样 20 ~ 30 个调查对象，分别由两个调查员对这些被调查的对象分别进行 HRQL 量表调查，然后将两者的调查结果进行一致性分析，计算 Kappe 值、组内相关系数（ICC）。一般认为 Kappa 值 k = 1 为完全一致，k >0.75 为一致性极好，0.75 ~ 0.4 为一致性较好，k <0.4 为一致性差。

## （二）效度及其常用评价方法

效度（validity）即有效性（又称真实性）是指 HRQL 量表所测试的结果与被测者生存质量相符合的真实和准确程度。效度评价包括内容效度、结构效度和效标效度。

### 1. 效标效度 （criterion validity）

效标效度又称标准效度、标准关联效度（criterion – related validity），它是以一个"金标准"（可以是公认有效的量表、临床指标或长期临床随访结果）作为标准，同时测定一组研究对象，检验新量表与标准量表测定结果的相关性，以两种量表测定得分的相关系数表示效标效度。

### 2. 内容效度 （content validity）

内容效度又称表面效度，指测定的内容能否真实反映或真正代表所要测定内容。内容效度评价是一个主观过程，一般通过专家评议打分，基于实践的观察和经验的积累，对于量表所涉及的调查条目、内容及量表语言表达的准确性问题进行评估，从"表面上"评价是否合适和有价值。条目测量的结果与预测量内容一致的比例越高，则内容效度越佳。如果患者病况差时，测试的分值就低；当患者病况好转或痊愈时，测试的分值就高。若原本是要测量某药物治疗对患者生存质量的影响，但是实际测量了患者对医生态度的满意程度，那么内容效度就不好。

### 3. 结构效度 （contract validity）

结构效度又称构想效度，指量表的结构是否与制表理论及设想相符，即量表问题群的构成是否正确合理，测量结果的各内在成分是否与设计者预测量的领域一致。通常采用因子分析方法判断量表组成的合理性，若某一条目的分析结果与总目标符合的程度 >0.50，则表示效度较好，其值与效度呈正相关关系。

### （三）反应度及其常用评价方法

反应度（responsiveness）是指量表能够反映出所测定的特质在时间上（纵向的）变化的能力。随着时间的变化或干预措施的实施，患者的情况发生改变，生存质量也发生相应变化，HRQL 量表测试结果也必须能够反映这些变化。对反应度的评价有多种统计学方法，各种方法从不同方面对反应度做分析评价，各有特点，应根据量表类型和评价目的选用。

### （四）可行性评价

可行性（feasibility）又称为适用性（practicality），主要考察量表是否容易被人接受并轻松地完成。常用的衡量指标包括量表的接受率、完成率及量表的完成时间。

量表的接受率：指被测评群体对量表的接受程度，常以量表的回收率表示。通常要求达到调查对象的 85% 以上。

量表的完成率：通常指被测群体完成量表的情况；通常要求达到 85% 以上，如过低，说明量表太复杂，让人难以接受。

量表的完成时间：指被测群体完成量表所需要的时间。时间过长不易被调查对象所接受，并且会产生厌烦心理，影响量表完成的质量，不利于真实情况的测定。一般完成一份量表的时间控制在 20 分钟以内较易被人接受。

## 二、健康相关生存质量量表的选择

目前量表种类繁多，各有长短，尚无"全能"或"金标准"的量表，因此，在选用测试量表时，首先应根据测试目的、类型及测试对象特点，选择适宜的量表。

### （一）根据测试目的和测试对象选择适宜的量表

若用于总体健康估价，或不同疾病人群 HRQL 的横向比较，应选用通用量表；若观测某个疾病人群的生存质量或药物治疗中的某些反应，宜选用专用量表。若用于区分不同患者生存质量的差异，要求量表有较高的信度；若用于随着时间的变化，测量患者生存质量的变化，或治疗前后的比较，就要求量表有良好的反应度，必须有能力发现生存质量中任何重要的变化，甚至很小的变化。

### （二）要求量表具有良好的信度与效度

一些常用的量表能查到有关分析检验资料，可供借鉴，若没有检验资料，应先测试 20~30 例，做信度与效度等分析，再决定取舍。

### （三）内容效度能真实反映所要测定的内容和目的

测试量表的条目所代表的意义及其表达应明确无误，被调查者能正确理解和准确回答，以确保反映 HRQL 信息的质量。量表条目的设置应充分考虑文化背景、地域、年龄、时代特点、经济状况等内容，尽量减少回答缺失和错误。

## 三、引用国外量表

由于我国医学界对生存质量的研究起步较晚，自己设计的高质量的量表很少，目前使用的生存质量量表基本是引用国外的量表。使用国外量表前，首先要检验它的信度、效度及反应度是否能达到要求，由于被测试对象的国籍、种族、文化和生活习俗等背景状况不同，有些量表在国外的应用分析具备了良好的信度、效度，但直接用于中国的临床有时就得不到很好的信度和效度。对翻译量表要做等价性评价，主要包括：①概念的等价性（指所测概念在不同文化背景下等同）；②语义的等价性（指评价的具体条目反映的内容在内涵和外延上的等价）；③技术的等价性（指测量的方式、具体实施过程及语言的等价）；④标量的等价性（指汉化的量表与原量表具有可比的信度、效度和反应性）。语言表达准确流畅，符合我国的语言表达方式。要对翻译的量表进行回译对照。引用国外量表时还要考虑是否可行，必要时作适当的修改与补充。

## 四、健康相关生存质量量表的自行设计

已有的量表不能满足研究者需要，或者量表内容不符合本地的文化背景时，临床医师应根据研究需要自行设计量表。编制过程主要有以下步骤：

### （一）建立条目库

编制量表要有明确的目的和应用对象，通过专题小组（或专家）访谈、搜集文献资料及相关量表，从中获得信息，整理内容，建立条目库。

### （二）初步编制量表

一般来说，HRQL量表是由躯体功能、心理功能、社会功能等数个大的领域组成，每个领域又有一些小的方面，每个小方面包含一些具体的条目。不同用途的生存质量量表，其具体测定内容可有所侧重。

形成测试条目：在条目库的基础上筛选内容，形成测试条目，设置回答等级。设置条目应统筹考虑条目的数量、同一问题的不同方面测定（如频率、能力、强度、评价等）。条目的语言表达力求简洁明确，答案详尽且互相独立，避免提问含义模糊或有几种意义的问题，尽可能不用双重否定，同时应尊重应答者的尊严和隐私。

HRQL量表构成中是否包括客观指标，目前有很大争议，如有些学者认为应该包括反映客观物质生活条件的指标，因为个体的生活条件影响着个体的健康与疾病的发生、发展。而有些学者认为，客观物质条件与生活感受无必然相关性。

指导语：指导语内容包括此次调查的目的、需要花费的时间、对调查内容保密的承诺和感谢语等。

填表的方式：自评量表是由被试者自填量表，他评量表是由调查员、主管医师、护士或家属等其他非被试者代理填写量表。若要求患者自填，需要考虑患者的文化程度及宗教信仰等问题。从生存质量内涵的界定来看，是不应由代理者完成测量的，但

是，当患者在某种情况下自己不能填写或不识字无法填写量表时，只能由代理者填写。

### （三）预试验与量表分析

新编量表初步完成后，应先进行预试验。预试验的样本量一般20~30人即可。在预试验时需要关注的问题主要是：①每一问题是否检测了原先打算检测的内容。②问题是否被所有的应答者理解（包括语言文字、数字）。③答案与问题是否相符（有无答非所问或有让人不能理解的答案）。④每一个封闭性的问题是否为每一个应答者提供答案。⑤量表是否存在提示测试者的偏倚。⑥量表的形式和指导语是否激发应答者完成量表。对量表的预试验进行全面检验分析，结合预试验调查人员、患者的反馈意见，对量表修改调整。此过程可多次进行，逐步完善，最终确定。

## 五、实施健康相关生存质量量表测试的一般要求

HRQL是通过量表加以测试的，量表虽然比较客观和科学，但仍存在一定的主观性，在实施HRQL量表测试时若方法不得当，会直接影响测量结果的真实性。因此，在应用量表测试时应注意以下几点。

### （一）调查前培训

调查人员必须经过统一的培训，采用规范的操作方法，使用统一的指导语。

### （二）量表的测试形式

HRQL量表的测试形式要统一，是患者自填还是访谈者相助，是开放式问卷还是关闭式或两者兼之，信息来于患者本人还是相关人员（如家属、医务人员）等，要有统一要求。

### （三）量表填写的场所

有些测试量表调查场所对结果会产生影响，应规定在适宜的场所开展调查。

### （四）试验研究中，试验组与对照组的一致性

试验组与对照组在量表测试时应保持条件、状态的一致，不能在对照组感到不适，治疗组感觉良好时测试。最好使用盲法测试。

### （五）确定量表的测量次数和时间

按需要确定量表的测量次数和时间，随访所有的患者，且随访时间应足够长。

## 六、生存质量资料的统计分析方法

### （一）生存质量资料统计分析前的处理

在对生存质量资料做正式分析前，首先要对资料进行处理，使评分统一规范，以便于统计分析。主要包括：

**1. 积分意义应与临床意义相结合**

在评价中，一般要求量表条目的积分越高，表示生存质量越好。

**2. 条目积分的标准化**

即将条目原始积分转化成百分位分值，便于分析比较。

**3. 缺失值处理**

若缺失条目过多，则作为不合格处理；若存在少量缺失值，则以条目的平均分作为缺失值的估计值。对于生存质量量表中的一些敏感问题在理论上应加以区分，是偶然性的项目缺失还是由于特殊文化背景下因某种特殊原因拒绝回答（如涉及宗教问题、性生活问题等）。

**4. 降维**

降维处理分两个层次，一个层次就是对生存质量量表的原始条目按照项目进行降维处理，同一项目内的条目加权求和；另一个层次就是综合分析，计算 HRQL 多终点数据的生存质量综合评分。

**（二）生存质量资料的统计分析方法**

生存质量资料比较特殊，不同于一般的数值变量资料，常用的统计分析在很多方面不适应于生存质量资料。主要表现在：①必须通过多个项目的测定来综合评价。生存质量量表一般包括了生理、心理、社会和环境等方面，每一方面又包括一个或多个项目，属多变量资料。②生存质量测量需多时点重复进行，以便分析比较。作为多终点变量的生存质量资料，可分为两种类型：横断面资料和随访资料。

**1. 横断面资料的主要分析方法**

（1）单因素分析方法　即生存质量资料按一般计量资料的统计方法处理，如采用 t 检验、方差分析、秩和检验等。这些方法在评价生存质量某个方面组间差异或时间变化趋势中最为常用。但生存质量包括多个方面，统计分析时要进行多重比较，这样会增大 I 型错误且单一结果不好解释。

（2）总体评价方法因生存质量是一个多维的概念，大部分研究结果报告均采用了分维评价方法，对每个项目或方面一一分析比较，并根据不同维度逐一下结论。但分维评价方法的研究结果往往较为零散，难以把握、运用和推广，特别是当项目间结论的方向不统一时，更难以定论，同时也增大了犯 I 型错误机会。而采用 Hotelling T$^2$ 检验、多变量方差分析、O'Brien 非参数和参数综合检验法、Bonferroni 校正法、直接累加及其加权法等统计检验方法，有助于避免上述问题。

**2. 随访资料的统计分析方法**

HRQL 随访资料的分析常有以下三种情况：①经干预后，是否出现有临床意义的变化；②总体满意度的好转与恶化是否对应于 HRQL 的变化。这时需要测量基线 HRQL，但有时由于符号效应的存在，对于某些疾病，如癌症，在获悉诊断后，患者往往处于非常紧张的状态，此时测量反而不可能或没有意义；③不同治疗组或不同诊断亚组间的患者的 HRQL 是否存在差异。如果是介入性治疗，则开始治疗时，其生存质量变得很差，但经治疗一段时间后，治疗显效，生存质量又得以改善。

HRQL 随访资料的分析可采用 Markov 及其相关模型、Cox 回归模型、logistic 回归模型及对数线性回归模型等。

本章节涉及的统计分析方法可参考有关专著文献。

# 第四节　健康相关生存质量在中医药领域的应用

经历数千年的临床实践的积淀，中医药在疾病的诊断、治疗和康复等方面有其独特的优势。但是，传统中医学的诊断、疗效评价体系难以客观化和量化，给多中心、国际准则下的临床试验带来了困难。为了寻找中医治疗疾病的有效证据，为了中医药走向世界并与国际接轨，很多临床专家开始用量表作为疗效评价的工具。

## 一、HRQL 与中医学对健康–疾病理念的认识通同

HRQL 将疾病的症状、体征、心理感受、生活和社会限制等方面的内容都纳入其中的理念，更全面地体现了人类生命健康观。这一理念与中医的健康–疾病观更为接近，在中医辨证施治过程中，通过询问患者的生活起居，身体机能，心理状态，治疗和用药情况结合望、闻、切的资料做出"证"的诊断。HRQL 理念与中医证候诊断的理念通同重合，其形式和方法更易被中医证候诊断所借用。

应用 HRQL 量表对中医药疗效评价，可避免传统中医学疗效评价中的不足，于模糊中体现客观化和量化，为多中心研究、多个研究结果的合成与比较提供了统一的标准，其研究结论易为世界、西医接受。

## 二、HRQL 量表引入中医药研究领域

测评量表作为对软指标定量化、客观化评价的工具，在国际上已得到医学界的认可，并广泛应用于临床研究。作为中西医结合的切入点，自 20 世纪末开始运用西方及心理学已有量表评价中医药临床疗效。近年来，应用 HRQL 开展中医药研究的报道数量迅速增加，以中国学术期刊网络出版总库（CNKI）医药卫生科技专辑中的中医学、中西医结合、中药学 3 个学科收录的期刊文献为例，用"量表"进行主题检索，其数量呈几何级增长。内容涉及用西方（西医）HRQL 量表开展中医病证诊断及相关性研究、评价中医药疗效，开发用于中医诊断和疗效评价的自制中医 HRQL 量表。在大量疾病治疗性研究中使用了 HRQL 量表，在中药、针灸、推拿、气功等中医的常用疗法中都有体现，病种涉及恶性肿瘤、精神–神经疾病、心脑血管疾病、糖尿病、肠激惹综合征、过敏性鼻炎、带状疱疹等。

## 三、研制建立中医学 HRQL 量表

利用国外（或西医）的量表评价中医药的临床疗效，存在着不能完全反映中医学

对健康－疾病的认识，不能很好地满足中医药诊断、疗效评价等问题。因此，有学者以中华文化为背景，以中医学理论为指导，按照量表研制的原则和方法，研制建立了许多适合中国文化氛围和中医理论与实践要求的 HRQL 量表，以开展中医病证的诊断和疗效评价，为开展高质量的临床研究奠定基础，并从临床研究成果中进一步总结辨证论治规律，推动中医理论体系的发展。

### （一）中医证候诊断/判效标准量表

近年来已建立了多种用于中医证候诊断/判效标准的量表，如"充血性心力衰竭中医证候量表"、"肝胆四证量表"（肝阳上亢、肝胆湿热、肝气郁结证与肝火上炎）、中医脾胃系疾病 PRO 量表、中医危重病评分的临床调查表、绝经综合征证候评价量表、中医乳腺增生病的 PRO 量表、失眠症烦躁状态评定量表等。

### （二）建立中医体质量表

现已建立了中医体质量表、中医气质量表、愤怒郁怒体质量表等中医特色量表。中医体质量表是在中医体质学说研究的基础上编制，并制成电脑测试软件，可在互联网进行免费测试。该量表意在发挥中医药"治未病"的特色优势，实践健康促进，建立具有中医特色的健康评估和健康管理模式，全面提高个人和社区的健康水平和生活质量。

# 第五节  健康相关生存质量研究的循证评价

健康相关生存质量研究的循证评价也从真实性、重要性和适用性三个方面进行评价，评价的方法与内容可参考如下参考标准。

## 一、真实性评价

### 1. 主要标准（I 级）

（1）量表的信度和效度如何。对于自制或引用的 HRQL 量表所测试的结果，是否作了信度和效度的检验，其辨别或评价的功能水平如何，当然也可以引用以前对此量表检验的证据。如果使用的量表有良好的信度和效度，确有辨别或评价功能，则可进一步评价。

（2）研究者是否测试了患者本人也认为是重要的内容。医生考虑的生存质量指标一定要与患者本身认可的生存质量的重要内容相统一，而不能仅注重临床表现及生物学指标。例如慢性肺心病患者由于肺心病变，医生最关心的可能是气体交换障碍造成的缺氧状态，血气分析结果，心脏功能状况等。而患者特别痛苦的可能是日常生活中的呼吸困难，全身乏力，以及由此引起的情绪波动和缺乏耐心，导致生存质量下降。如果研究内容特别关注血气分析情况的改善，肺活量、心功能的变化，而忽视患者生存质量是否有变化，那么就不是全面的疗效评价。因此，HRQL 要求采取医患相结合的原则与方法进行测评。

（3）研究者是否对 HRQL 分析方法作了评价。是否报告了测量量表测试的全部内容、检验方法及有关的结果，试验开始时有多少患者属于地板效应和天花板效应（即在生存质量较低或较高时，分值在接近上、下限时出现钝化），有多少患者失访及其失访原因，是否影响了最终的结果等。

**2. 次要标准（Ⅱ级标准）**

（1）HRQL 测试的结果是否有被省略的重要内容。在研究 HRQL 时一定要避免对有关重要生存质量内容的遗漏或省略。HRQL 的测试通常涉及有关重要的体能、心理及社会功能的质量水平，特别是特殊疾病对功能影响的内容。例如对风湿性关节疾病患者，如果 HRQL 的评价仅仅注重疼痛及其体能的生存质量变化，而省略了心理及社会活动功能，就不够全面。此外，还要注意不良反应发生的频度、严重性和对生存质量的影响，特别警惕是否有这方面重要内容的省略。

（2）研究者对生存质量是否作了质与量的转化以及卫生经济学的评价。要考虑生存质量的效用评价，是否采用了正确的方法作了质量调整寿命年（QALYs）分析以及成本 - 效用分析。

## 二、重要性评价

HRQL 量表测试出的分值代表什么意义，此项生存质量评价的界值是多少，是否高于或低于某一分值就属于正常或异常，要从生存质量分值的变化与疾病的严重程度、随时间的变化、与相关临床测试结果的关系等方面加以综合分析，判断生存质量分值的准确意义和差别的价值，以做出肯定或否定或者尚待进一步研究的结论。

## 三、适用性评价

HRQL 测定应与临床医疗实践相结合，在应用这类测量的方法以及量表时，一定要考虑自己的具体条件及其可行性，以及是否有助于自己的临床实践。患有同种慢性病的患者常常会遭遇到明显不同的问题，即使遇到相同的问题，他们对不同患者生活的影响程度也不尽相同。健康相关生存质量评价结果只能适用于与临床试验中的患者情况相似的个体患者。

总之，生存质量的研究开拓了临床医学研究的一个新领域。传统的临床医学研究，通常仅从医疗角度出发，注重临床效果和有关生物学指标的变化，而治疗后生存者的健康状态及其生存质量的自我评价如何，却少有关注。运用生存质量评价，从医者与患者、质量与数量、成本与效用等不同角度更加全面地认识健康与疾病的内涵，对于临床实践和卫生政策决策具有重要的意义。

# 第十章　循证医学与中医药学

中医药学是在中国古代医学实践的基础上，结合了中国古代哲学思想，并以中国古代哲学思维为方法，形成了一套独具东方特色的医学理论体系。其对人体生理与疾病的认识、治疗方法与手段具有鲜明特点，这一理论体系完全不同于以实验方法为基础的现代科学体系，且用目前的科技水平难以肯定或否定这一学科机理的真实性与合理性，其诊断及判效标准与现代医学迥异，这为中医药学现代化、中医药疗法走向世界带来了极大的难度。

世界卫生组织倡导循证的传统医学，强调从基本的药物目录制订到临床研究与实践都应当按照循证医学的方法来进行，以便为传统医疗卫生服务实践提供科学的证据。循证医学引入中国后，得到了国内中医药界的高度重视，由中医药界的一级学会和中医药院校举办了大量的培训班，介绍循证医学的概念和基本方法，促进了这一新学科方法的认识和初步应用。通过对已发表的临床试验的评价，发现目前中医临床研究中存在的问题和不足，这项工作对于调整中医临床研究的思路和方法，拓宽研究的领域，实现与国际接轨，起到了有益的促进作用。

中医药学进行循证医学实践同样遵循"五步法"，即①提出拟解决的临床问题，②全面检索有关医学文献，③严格评价文献，④应用最佳成果/证据于临床决策，⑤总结经验，后效评价。值得注意的是，由于中医药的特点，在进行循证医学实践时会遇到一些特殊问题，本章就中医药数据库资源、中医药文献的评价、循证医学促进中医药学的发展等问题做一介绍。

## 第一节　中医药信息资源

### 一、国内中医药信息资源

中国生物医学文献数据库（CBM）、中国期刊全文数据库（CNKI）、中文科技期刊数据库、万方数据资源系统等都收录了大量中医药研究文献，是获取中医药研究证据的常用数据库，除此之外，尚有中医药专业数据库。

**（一）中国中医药数据库检索系统**

中国中医药数据库检索系统是目前检索涵盖最广泛的常用中医药数据库检索系统，由中国中医科学院中医药信息研究所建设。该系统采用多库融合检索平台，将多个不同类型、不同结构、不同软件支持的本地及异地数据库置于一个统一的检索平台上，可以同时从多个不同的数据库中检索所需要的信息，也可以只选择其中的一个数据库进行查询。目前数据库总数48个，数据总量120余万条，包括中医药期刊文献数据库、疾病诊疗数据库、各类中药数据库、方剂数据库、民族医药数据库、药品企业数据库、各类国家标准数据库（中医证候治则疾病、药物、方剂）等相关数据库。网址：http：//www. cintcm. com。

**1. 中国中医药期刊文献数据库（TCMARs）**

该数据库涵盖了中国国内出版的生物医学及其他相关期刊千余种，包含中医药学、针灸、气功、按摩、保健等方面的内容，收录了1949年以来的中医药文献题录。该数据库采用美国国立医学图书馆的《医学主题词注释表》（MeSH）及中国中医研究院的《中国中医药学主题词表》进行规范的主题词标引，用以进行精确检索和扩展检索。该数据库每季度更新一次。

该数据库提供有18个专题数据库，分别为：中药文献数据库、中药化学文献数据库、中药药理学文献数据库、中药不良反应和毒理学文献数据库、针灸文献数据库、肿瘤文献数据库、中医性疾病文献数据库、中医老年病文献数据库、中医名医经验数据库、中医临床诊疗文献数据库、中医临床试验文献数据库、中医药学历史文献数据库、中医药研究课题数据库、中医药学文摘数据库、艾滋病中药数据库、中医诊治骨折外伤文献数据库、中医疫病文献数据库、中医诊治褥疮文献数据库

**2. 中国中药数据库**

是全面介绍中药信息的参考工具型数据库，该数据库收录中药约8173种，综合参考《中华人民共和国药典》、《中药大辞典》、《中华药海》、《中国药材学》、《常用中药成分与药理手册》、《中华本草》等权威工具书及专著，对每味中药进行了性味、归经、功效、主治、用法用量、产地、化学成分、药理作用、毒理学、药材基原、资源分布、栽培或养殖、采集加工、炮制方法、药材鉴别等多方面描述。

**3. 中国中药药对数据库**

中药药对又称对药，是临床上常用的、相对固定的两味或多味中药的配伍形式，也是中药特有的特殊配伍方法。本数据库收录中医临床常用药对917对，主要编写参考资料为《中医临床常用药对手册》（王立群，学苑出版社）、《中药药对190种》（沈敏南，上海中医药大学出版社）、《中药药对大全》（胥庆华，中国中医药出版社）、《施今墨对药》（吕景山，人民军医出版社）。对每一药对，分别介绍药对名称、性味、归经、功效、主治、作用分类、配伍机制、用法用量、临床应用、药对出处、各家论述、注意事项。

**4. 中国中药化学成分数据库**

该数据库为全面介绍中药化学成分的工具型数据库，共收录相关的中药化学成分14032种，该数据库的编制参考了《植物活性成分辞典》（中国医药科技出版社，主编：陈蕙芳，2001年1月第一版）、《植物药有效成分手册》（人民卫生出版社1986）

与《中药有效成分药理与应用》，对每一种化学成分的品名、化学名、理化性质、化学结构、临床应用等方面进行了研究。

**5. 中国方剂数据库**

该数据库共收录了来自710余种古籍及现代文献中的古今中药方剂84464首，分别介绍每一方剂的不同名称、处方来源、药物组成、功效、主治、用药禁忌、药理作用、制备方法等方面信息。

**6. 方剂现代应用数据库**

该数据库主要介绍古今方剂及其现代应用和现代研究，数据库共收录源自《中华人民共和国药典》、《卫生部部颁药品标准－－中药成方制剂》及期刊文献中的中药方剂9651种，对每一方剂，分别介绍方剂名称、别名、处方来源、剂型、药物组成、加减、功效、主治、制备方法、用法用量、用药禁忌、不良反应、临床应用、药理作用、毒性试验、化学成分、理化性质、生产厂家、各家论述等内容。

除中国中医药数据库检索系统涉及的数据库外，尚有大量由各院校、研究单位建立的中医药专题数据库。

**（二）中医药典籍数据库**

中医药学有两千多年的悠久历史，积累了大量的中医药典籍，这些文献典籍成为我们学习、研究、继承和发展中医药学的基础。对纸质典籍进行研究是一项浩繁艰辛的工作，严重影响了对中医药典籍文献的研究和利用。为了适应现代社会的发展与研究人员的需要，相继建立了有关中医药古代文献数据库或电子图书，部分实现了对内容的检索查询功能，可极大地提高研究与学习效率。

**1.《中华医典》（光盘版）**

由湖南宏宇科技开发有限公司研制，是一部对中医古籍进行全面系统整理而制成的大型电子丛书。它收录了民国以前中国历代主要中医药著作1000部，卷帙近万，4亿字。《中华医典》按图书馆分类法分为《本草方药大全》、《临床医术大全》、《综合医籍大全》、《医经养生大全》四大部分，其下又做进一步分类。本光盘支持任意关键字、词、句的检索，为快速检索中医药古代文献提供了方便。

**2. 超星数字图书馆**

由北京世纪超星信息技术发展有限责任公司投资兴建，图书馆包括中医药学在内的十几个分馆，提供书名、作者、出版社和出版日期的检索。电子图书系统采用图像方式对传统的印刷介质的信息进行了数字化处理，不提供内容的检索。专用阅读软件超星图书阅览器（SSReader）是阅读超星数字图书馆馆藏图书的必备工具，可从超星数字图书馆网站免费下载，也可以从世纪超星公司发行的任何一张数字图书光盘上获得。读者可通过互联网阅读超星数字图书馆中的图书资料，凭超星读书卡可将馆内图书下载到用户本地计算机上进行离线阅读。网址：http://www.ssreader.com/index.asp。

### （三）中国中医药学主题词表

主题词表是进行数据库文献标引、检索查询的必要工具，《中医药学主题词表》是将中医药学科领域自然语言转换成规范化中医药名词属于的一种术语控制工具，是由语义相关、族性相关的中医药学术语组成的规范化动态词典。1987 年《中医药学主题词表》首次面世并被广泛应用。2006 年发布了《中国中医药学主题词表》第 3 版，2008 年第三次修订，2015 年网络版发布，2016 年更新工作已完成。该词表与《汉语主题词表》、美国国立医学图书馆《医学主题词表》（MeSH）兼容，具有词语标准规范、收词完备、科学性及适用性强等特点，成为目前使用最广泛、影响最大的一部中医药学专业主题词表，由中国中医科学院中医药信息研究所编制，国内主要数据库如中国生物医学文献数据库（CBM）支持该主题词表检索。

## 二、国外中医药信息资源

随着中医药在世界的传播，在国外也有大量中医药学文献不断产生，这对于我们了解各国关于中医药的研究概况，全面搜集证据十分必要。

### （一）PubMed

PubMed 是常用和易得的检索国外医学文献的数据库，以收集现代医学文献为主，传统医学收录的较少，但若要进行世界范围的传统医学检索，PubMed 仍是十分重要的数据库。为了提高该数据库检索结果的特异性，可使用两种方法：一是通过限定检索结果实现，在检索结果界面选中特征栏中"Limits"，然后选中"Limits"界面 Subsets（子集）中的 Complementary Medicine（补充医学）项，对学科领域进行限定。二是采用主题词，PubMed 用来标引中医药学文献的主题词很少，常用的中医药学主题词有：Medicine，Chinese traditional（中医）；Drugs，Chinese Herbs（中草药）；Drug Therapy（中药疗法）；Acupuncture（针刺）；Massage（按摩）等。还可使用我国编辑出版的《中医药学主题词表》（英文版）选择相应的中医药学主题词，与 Medline 主题词进行组配检索。

### （二）The Cochrane Collaboration 和 Cochrane Library

补充医学领域（The Complementary Medicine Field）是 Cochrane Collabration 所属的 7 个领域之一，在 The Cochrane Collaboration 中设有专题网页（http：//www. compmed. umm. edu/Cochrane/index. html），介绍了该领域的基本状况、研究重点、系统评价制作的指导培训、临床研究注册等知识。网页"Glossary"栏目提供了 University of Maryland 制定的补充和替代医学词汇，涉及中医药的主要有：Acupuncture（针灸）、Chinese（Asian）medicine（中医，包括针灸、中药、按摩、艾灸、食疗、情志相胜疗法等）、Feng shui（风水）、Massage therapy（按摩疗法）、Qi gong（chi‐kung 气功）、Tai chi（太极拳）、therapeutic touch（推拿疗法）等。在"Cochrane Cam Reviews"栏目收集了通过 Cochrane Library 发表的补充和替代医学领域系统评价目录。

Cochrane Library 目前已收录了数百篇补充医学方面的系统评价，该数据库未对补充医学领域文献做特殊检索支持，但提供了作者国籍检索项目，有利于提高检索的针对性。

**（三）美国国家补充替代医学中心**（National Center for Complementary and Alternative Medicine，NCCAM）

美国国立卫生研究院（NIH）下设的国家补充与替代医学中心（NCCAM）为美国乃至全球重要的 CAM 研究管理中心及 CAM 研究资金的重要来源之一。该中心专注于补充与替代医学（CAM）的研究、培训研究者及传播可靠的研究结果，还包括数据库的建立及信息传播等工作。关于中医药研究是 NCCAM 十分重视的研究领域，在项目确立和资金投入方面都占有很高的比重。网址：http：//nccam. nih. gov/

# 第二节　中医药临床研究文献的评价

对临床研究文献进行科学严格的评价是循证医学的主要特点之一。近年来运用循证医学的原则和方法对中医药文献进行了大量的评价研究工作。

## 一、中医药文献的系统评价

随着循证医学在国内的传播，中医药、中西医结合领域及循证医学工作者积极开展循证实践，运用系统评价的方法对中医药临床研究进行评价。自 1999 年首次发表中医药系统评价开始，至今已在中文期刊发表系统评价数百篇，并且成为硕士研究生毕业论文的重要题材。

系统评价的撰写与发表为中医药开展循证实践提供了高等级的证据，并且从中发现中医药临床科研存在的问题和不足，为今后开展科学研究提供了重要参考依据。

## 二、临床研究文献的评价

自二十世纪五十年代起，运用现代方法学对中医药各领域进行了广泛的研究，如名老中医临床学术经验的继承整理，中医病证诊断标准、判效标准研究，重大疾病、急危重症、现代难治病的临床治疗研究等一直是中医药学界的研究热点，并取得了大量的研究成果。

### （一）中医诊断学的研究与评价

证候诊断及疗效判定的标准化是科学、客观、系统评价中医临床疗效的前提之一。作为度量客观事物的标准，它必须具备准确性、特异性和可靠性的特点。传统的中医诊断学主要通过望、闻、问、切等方法收集患者的临床资料，根据医生的专业水平，结合自己的临床经验，对患者做出病情判断及中医学诊断。这些方法分辨率低，信息量少且模糊，有很大的主观性，而量化与客观化不足，缺少定性与定量相结合的综合分析，没有统一的诊断标准。在科技水平低下的古代这是一种实用而有效地解决问题的方法。但随着科技水平的发展和研究的不断深入，中医病证标准的不规范和主观性，某些概念的模糊性和不确定性已成为探索临床诊治规律、科学评价疗效的主要障碍，严重制约了中医学的发展。我国卫生管理部门、中医药界已充分认识到传统方法的不足，2006年颁布的《中医药标准化发展规划（2006～2010）》及2012年颁布的《中医药标准化中长期发展规划纲要（2011—2020年）》极大地推动了中医药理论、技术和管理的标准化研究及应用。

自1980年以来，开展了一系列规范的研究和标准制定，共颁布了百余项中医药标准和规范。其中有国家标准化管理部门颁布的《中医病证分类与代码》、《中医临床诊疗术语》、《经穴部位》、《耳穴名称和部位》等国家标准；国家中医药主管部门颁布的《中医病证诊断疗效标准》等行业技术标准等。但从循证医学对证据严格评价的观点来看，已颁布的标准和规范基本属于专家观点的低等级证据。中医诊断的客观化、量化、规范化研究文献大部分缺乏高等级的研究设计，随机对照不正确或不完善，缺乏正确的数据统计分析。

运用临床流行病学、循证医学的原则与方法，开展大样本、多中心、随机化研究，以保证研究结果的客观性和科学性。尝试建立既符合科学法则，又符合中医学要求的诊断方法和标准，以推动中医诊断学的发展，适应现代社会临床与科研的需求，已成为当务之急。同时也必须注意到，由于这一工作的难度和研究方法学上的不尽成熟，还有许多问题尚待解决，如循证医学十分重视金标准的建立及在诊断学研究中的运用，而中医诊断学难以建立病证诊断的金标准，从而使中医诊断研究的质量较低。

根据中医学的诊断/判效比较适合采用评定量表的特点，许多学者在这方面进行了有益的探索，一些中医药临床研究使用已有的国际常用生命质量量表对中医药的临床疗效进行判定。如使用通用类量表或专用量表对特定疾病患者进行疗效判定。许多学者借用生命质量量表的产生、评价方法，以中国文化为背景，以中医理论为指导，充分反映中医对健康理念、疾病表现、患者感受、生活与社会限制等认识特点，建立符合中医特点的证候诊断及判效标准的评价量表，使量表条目具有客观性、准确性，于模糊中体现量化，探索建立客观、量化、系统化和规范化的中医病证诊断/判效标准量表体系，以克服目前中医病证诊断的不足，从而奠定高质量临床研究基础。已尝试制定的中医证候诊断/判效量表如："血管性痴呆诊断、辨证及疗效评定标准（研究用）（VaD标准（研究版））""中医气质测评量表（TCM-QZS）""肝火上炎证证候量表""肝气郁结证证候量表""中医肝脏象情绪自评等级量表（ERSG）""膝骨关节炎中医生存质量量表""肠易激综合征中医证候量表""中风病患者生存质量量表（QOL ISP）"等等。综观前述，中医学评价量表基本处于初步制定阶段，尚有一些不足，主要表现在：一是评价量表编制主要是从某一证或某病的若干证候的症状评定量表，此类量表主要用于判断患者是否符合某一病证的诊断标准及其严重程度，用于中医学诊断及疗效评定，尚缺乏对疾病证候的全面判断和综合分析，缺乏用定式的方法对患者的资料进行全面采集，完成对病证的诊断与鉴别诊断，并进行量化评定。二是缺乏大样本、多中心的反复运用与验证，并在此基础上进行评价，达成共识。三是以科研应用为目的，难以将其作为日常临床实践的规范。

## （二）中医药防治性研究与评价

临床疗效是中医药学生存和发展的基础，长期的临床实践积累了大量的临床成功经验，在古代这些经验基本以验案形式保留至今，自 20 世纪 50 年代起，逐渐开始进行系统病例分析、非随机同期对照试验、随机对照试验等系统的临床研究。在观察指标方面，多采用中西医结合的方法，即借用西医的诊断与判效标准，或结合中医有关诊疗标准，研究中医药的疗效，已发表大量临床研究论文和报道。

由于中医药基础理论和临床实践的特殊性，用循证医学的观点回顾总结已发表的临床研究论文，发现长期以来中医药临床研究提供的证据论证水平低，存在方法不规范（如随机、对照、盲法的设计与实施不恰当，疗效指标的选择等存在缺陷），重视临床疗效不重视安全性评估，不能恰当把握中医药的特色要求与临床研究方法规范性要求等，影响了中医药临床研究结果的可信度和可重复性。由国家药品监督管理局组织编写的《中药新药临床研究指导原则》（1993 年）、国家中医药管理局组织编写的《中医临床研究方法指南》（1999 年）等标准性、指导性文件的颁布，为中医药临床研究的开展提供了方法学参照，使中医药临床研究的质量得到不断提高。有学者对《中国中西医结合杂志》1981 年～1998 年发表的 RCTs 质量评价显示，其间共发表 RCTs 1134 篇，占同期发表的临床试验文献的 24.25%。其中描述了随机方法的 RCTs 有 35 篇，占全部 RCTs 的 3.09%。而 1999～2004 年的 RCTs 质量评价结果显示，报道的 RCTs 数量呈上升趋势，6 年平均占临床试验文献的 68.73%，最高时达 73.60%。RCTs 的数量和质量与 1998 年以前相比，差异有统计学意义（$P < 0.01$）。采用 CONSORT（临床试验报告统一标准）标准及相关其他评价指标对《中国中西医结合杂志》1999～2004 年发表的 RCTs 进行质量评价，发现其报道的综合质量有较大进步。但在安慰剂对照、终点指标、样本含量计算、随机化执行、盲法、具体安慰剂描述、受试者流动（流程图使用）、阴性结果报告和辅助分析等方面有待进一步提高；在多中心、伦理审批、知情同意、致谢、中医证型、干预措施的质量控制标准、模拟剂和中医证候疗效指标等方面也需要加强。也有学者对《中医杂志》1980 年至 1998 年间 19 卷 210 期进行手检，检出临床治疗试验论文 3794 篇，属于 RCT 者 366 篇（9.6%），在 RCT 中有许多不足之处，主要表现为：部分样本数量太小，难以排除机遇的作用；相当部分论文的治疗组和对照组样本量差异太大，表现出明显的随意性，而并非真正的随机；绝大多数未对随机分组方法进行具体描述；多数论文未说明组间基线情况；大样本、多中心协作的研究甚少等问题。

# 第三节　循证医学促进中医药的发展

中医药学是人类文明的重要组成部分，中医学的基本理念，如整体观念、脏腑相关、阴阳平衡、重视人体正气等理论，体现了现代医学向"生物—心理—社会"医学发展的方向，中医临床具有明显的特点和优势。但中医学目前仍是一门经验医学，其以东方哲学为基础的思维模式，对人体生理、病理规律的认识、治疗疾病的基本原则和方法，与现代医学难以融合，这为在现代社会、科技环境下发展带来了极大的困难。

循证医学作为现代科学体系中的一种临床医学理念和方法，为中医药学的发展带来了机遇。循证医学着重于临床实践的真实性与有效性；淡化医学本身的学科归属，对各种医学理论与方法不是简单的排斥，而是首先进行严谨的验证与分析，做出客观的评价；抛开基本原理的争议，对虽然机理不能用现代科学知识解释，但临床行之有效的医疗方法应肯定其应用价值。因此，中医药学完全可以借助于循证医学的理念与方法，回避中医理论与现代科学理论不能融合的难题，总结出其临床疗效的长处与特色，不断促进中医药学的发展。

## 一、促进中医药从业人员思想理念的转变

循证医学的引入，已给中医药从业人员带来巨大的思想冲击。

循证医学认为，临床实践过程就是一个收集证据，分析评价证据，在当前最佳证据的基础上作出治疗决策。中医药典籍文献中记载的学术观点、著名中医药专家的临床经验历来受到中医药从业人员的珍视，但循证医学认为这些学术观点、临床经验属于专家个人观点，证据级别低。循证医学既承认个人经验的宝贵性，又认为任何学术思想、治病方药都要有高质量临床研究的科学验证，以提升其可靠性、可重复性。

辨证论治是中医药临床治疗学的精华，强调"因时、因地、因人"治宜，体现了临床治疗的高度个体化原则。但过分强调个体化治疗势必淡化了中医药治疗学中的共性规律，从而增加了中医药学的学习难度，使后学者难寻门径，不能很好地掌握中医药学中的精髓，难以较快地提高处理临床问题的能力和疗效，成才缓慢。循证医学提倡产生和使用高质量的临床研究证据，即高质量的系统评价或大样本、多中心的随机对照试验，其结论可信性、可重复性强，能为临床医师节省时间，提高效率，得到最新的知识，使其不断提高临床技能，促进人才的成长。

## 二、为中医药现代化提供了成熟的理念和方法学基础

中医药现代化就是逐步完善中医药的标准化、科学化和国际化。标准化是科学化的前提，标准化和科学化是国际化的前提。

任何科学概念必须有准确的定义、内涵和外延，作为度量概念的标准，必须具备

准确性和可靠性，统一的标准是开展循证医学评价的前提条件。中医药标准化是指按照现有全球统一标准或具有被国际接受可能性的标准量化中医药领域中一切物化和非物化指标，包括中医诊断、治疗和疗效评价，药物原材料生产和制作、中药成药生产等。

证候的标准化和客观化不仅对于总结临床治疗、提高临床疗效有重要意义，同时，有助于国际医学界认识中医学证候的客观存在，对推动中医药走向世界有着重要的作用。合理运用循证医学、临床流行病学原则和方法，建立具有相对准确可靠的证候诊断"金标准"。

所谓科学，是能够反映事物本质的理论或能够揭示事物本质的方法。近几十年来对中医基础理论研究的总结与反思使我们认识到，由于中国哲学思维的方法学不足，尤其是难以证伪的缺陷，仅用传统的思辨模式难以使中医基础理论深化和提高。在运用现代医学生物学目前的知识和方法对中医基础理论研究方面也遇到一些困惑，如对一些中医基础概念的研究中，出现特异性指标缺乏，肯定性论证不足的问题。中医理论是诞生于临床实践中的经验总结，以患者的临床表现和治疗后的疗效反应作为中医理论产生与发展的依据。在现代中医理论研究中，应十分重视临床研究对中医理论发展的重要性和依赖性。循证医学/临床流行病学对临床常见问题的研究已有许多比较成熟的方法，借鉴并合理运用这些方法，开展中医脏象学、病因学、证候学等方面的研究，必将有助于中医理论研究的深化，推动中医理论的发展，使其能够用现代科学理论和方法反映事物的本质。

中医药国际化主要指：一是中药被国际接受，进入国际市场；二是中医疗法被国际接受、应用或中医师输出执业，为人类的健康事业发挥重要作用。中医药国际化实际上是中医现代化的一个目标和标志。

## 三、推动中医药随机对照试验的开展

中医药科研文献数量不可谓少，相关学术刊物每年都发表大量临床研究报告，但通过循证医学严格的文献质量评价后发现，大多数文献质量太低，属方法学上的低水平重复，浪费大量的资源，大量临床研究的阳性结果并不能得到阳性肯定，提示我们在今后的临床科研中应该重视和提高循证医学的方法学研究和运用，极大推动中医药随机对照试验研究，使用国际公认的科研方法，以高质量的临床研究结果说明问题。建立中医药随机对照试验注册制度，提高中医药临床研究水平，并充分利用资源，避免低水平重复。制定中医药 Consort，提高中医药临床研究报告质量。

## 四、普及循证医学知识，加强人员培训

进行中医药的循证医学实践与研究，必须普及循证医学知识，首先要从临床科研人员做起，提高中医药研究人员的科研素质，包括中医药管理人员和学术杂志的编辑

人员，以提高中医药研究课题和论文的质量与水平，促进中医药学的发展；在中医药院校中开设循证医学课程，培养出一大批能熟练掌握循证医学知识、积极进行循证实践的中医药人才。

## 五、中医药开展循证实践遇到的困难与问题

### （一）中医辨证和复方加减用药的灵活性难以开展循证实践

辨证论治是中医学治疗疾病的精髓，运用复方汤剂加减用药是目前中医临床医疗的主要治疗形式之一，辨证论治与随证加减必然出现治疗方案的不统一，这就使这一最具典型的传统中医临床思维形式与治疗方法难以达到临床流行病学/循证医学方法学要求，当然我们也寄希望于方法学的不断发展和丰富，能解决更多学科领域的问题。

### （二）运用随机分配隐藏和盲法难度大

合理应用随机分配隐藏或盲法是随机对照试验中十分关键的因素。由于患者对医生的选择倾向，以及患者对治疗措施的特殊要求，增加了随机对照试验的随机分配、分配隐藏及患者的依从性的难度。中药的特殊性状、气味、剂型等特点，一些药物很难复制出与之相似、难以辨识的安慰剂，在进行临床应用中容易有意或无意地破盲，因此在许多方药的临床研究中难以开展盲法等方法的研究，从而降低了随机对照试验的文献质量和论证强度。

### （三）目前中医药临床试验质量低，循证资料少，开展中医循证实践难度大

循证医学的关键在于"证据"的真实可靠程度及"证据"的重要性。如果用于系统评价的原始研究质量较差，证据的可靠程度较低，则系统评价的结果将会产生很大的偏倚，甚至得出错误的结论。目前中医药临床研究报告中高质量的随机对照临床试验（RCT）所占的比例少，系统评价中难以得出肯定或否定的结论，在进行循证医学实践时往往"无证可循"，开展中医循证实践难度大。

# 附 录 一    随 机 数 字 表

| 编号 | 1～10 | 11～20 | 21～30 | 31～40 | 41～50 |
|---|---|---|---|---|---|
| 1 | 03 47 43 73 86 | 36 96 47 36 61 | 46 98 63 71 62 | 33 26 16 80 45 | 60 11 14 10 95 |
| 2 | 97 74 24 67 62 | 42 81 14 57 20 | 42 53 32 37 32 | 27 07 36 07 51 | 24 51 79 89 73 |
| 3 | 16 76 62 27 66 | 56 50 26 71 07 | 32 90 79 78 53 | 13 55 38 58 59 | 88 97 54 14 10 |
| 4 | 12 56 85 99 26 | 96 96 68 27 31 | 05 03 72 93 15 | 57 12 10 14 21 | 88 26 49 81 76 |
| 5 | 55 59 56 35 64 | 38 54 82 46 22 | 31 62 43 09 90 | 06 18 44 32 53 | 23 83 01 30 30 |
| 6 | 16 22 77 94 39 | 49 54 43 54 82 | 17 37 93 23 78 | 87 35 20 96 43 | 84 26 34 91 64 |
| 7 | 84 42 17 53 31 | 57 24 55 06 88 | 77 04 74 47 67 | 21 76 33 50 25 | 83 92 12 06 76 |
| 8 | 63 01 63 78 59 | 16 95 55 67 19 | 98 10 50 71 75 | 12 86 73 58 07 | 44 39 52 38 79 |
| 9 | 33 21 12 34 29 | 78 64 56 07 82 | 52 42 07 44 38 | 15 51 00 13 42 | 99 66 02 79 54 |
| 10 | 57 60 86 32 44 | 09 47 27 96 54 | 49 17 46 09 62 | 90 52 84 77 27 | 08 02 73 43 28 |
| 11 | 18 18 07 92 46 | 44 17 16 58 09 | 79 83 86 19 62 | 06 76 50 03 10 | 55 23 64 05 05 |
| 12 | 26 62 38 97 75 | 84 16 07 44 99 | 83 11 46 32 24 | 20 14 85 88 45 | 10 93 72 88 71 |
| 13 | 23 42 40 64 74 | 82 97 77 77 81 | 07 45 32 14 08 | 32 98 94 07 72 | 93 85 79 10 75 |
| 14 | 52 36 28 19 95 | 50 92 26 11 97 | 00 56 76 31 38 | 80 22 02 53 53 | 86 60 42 04 53 |
| 15 | 37 85 94 35 12 | 83 39 50 08 30 | 42 34 07 96 88 | 54 42 06 87 98 | 35 85 29 48 39 |
| 16 | 70 29 17 12 13 | 40 33 20 38 26 | 13 89 51 03 74 | 17 76 37 13 04 | 07 74 21 19 30 |
| 17 | 56 62 18 37 35 | 96 83 50 87 75 | 97 12 25 93 47 | 70 33 24 03 54 | 97 77 46 44 80 |
| 18 | 99 49 57 22 77 | 88 42 95 45 72 | 16 64 36 16 00 | 04 43 18 66 79 | 94 77 24 21 90 |
| 19 | 16 08 15 04 72 | 33 27 14 34 09 | 45 59 34 68 49 | 12 72 07 34 45 | 99 27 72 95 14 |
| 20 | 31 16 93 32 43 | 50 27 89 87 19 | 20 15 37 00 49 | 52 85 66 60 44 | 38 68 88 11 80 |
| 21 | 68 34 30 13 70 | 55 74 30 77 40 | 44 22 78 84 26 | 04 33 46 09 52 | 68 07 97 06 57 |
| 22 | 74 57 25 65 76 | 59 29 97 68 60 | 71 91 38 67 54 | 13 58 18 24 76 | 15 54 55 95 52 |
| 23 | 27 42 37 86 53 | 48 55 90 65 72 | 96 57 69 36 10 | 96 46 92 42 45 | 97 60 49 04 91 |
| 24 | 00 39 68 29 61 | 66 37 32 20 30 | 77 84 57 03 29 | 10 45 65 04 26 | 11 04 96 67 24 |
| 25 | 29 94 98 94 24 | 68 49 69 10 82 | 53 75 91 93 30 | 34 25 20 57 27 | 40 48 73 51 92 |
| 26 | 16 90 82 66 59 | 83 62 64 11 12 | 67 19 00 71 74 | 60 47 21 29 68 | 02 02 37 03 31 |
| 27 | 11 27 94 75 06 | 06 09 19 74 66 | 02 94 37 34 02 | 76 70 90 30 86 | 38 45 94 30 38 |
| 28 | 35 24 10 16 20 | 33 32 51 26 38 | 79 78 45 04 91 | 16 92 53 56 16 | 02 75 50 95 98 |

续表

| 编号 | 1～10 | 11～20 | 21～30 | 31～40 | 41～50 |
|---|---|---|---|---|---|
| 29 | 38 23 16 86 38 | 42 38 97 01 50 | 87 75 66 81 41 | 40 01 74 91 62 | 48 51 84 08 32 |
| 30 | 31 96 25 91 47 | 96 44 33 49 13 | 34 86 82 53 91 | 00 52 43 48 85 | 27 55 26 89 62 |
| 31 | 66 67 40 67 14 | 64 05 71 95 86 | 11 05 65 09 68 | 76 83 20 37 90 | 57 16 00 11 66 |
| 32 | 14 90 84 45 11 | 75 73 88 05 90 | 52 27 41 14 86 | 22 98 12 22 08 | 07 52 74 95 80 |
| 33 | 68 05 51 18 00 | 33 96 02 75 19 | 07 60 62 93 55 | 59 33 82 43 90 | 49 37 38 44 59 |
| 34 | 20 46 78 73 90 | 97 51 40 14 02 | 04 02 33 31 08 | 39 54 16 49 36 | 47 95 93 13 30 |
| 35 | 64 19 58 97 79 | 15 06 15 93 20 | 01 90 10 75 06 | 40 78 73 89 62 | 02 67 74 17 33 |
| 36 | 05 26 93 70 60 | 22 35 85 15 13 | 92 03 51 59 77 | 59 56 78 06 83 | 52 91 05 70 74 |
| 37 | 07 97 10 88 23 | 09 98 42 99 64 | 61 71 62 99 15 | 06 51 29 16 93 | 58 05 77 09 51 |
| 38 | 68 71 86 85 85 | 54 87 66 47 54 | 73 32 08 11 12 | 44 95 92 63 16 | 29 56 24 29 48 |
| 39 | 26 99 61 65 53 | 58 37 78 80 70 | 42 10 50 67 42 | 32 17 55 85 74 | 94 44 67 16 94 |
| 40 | 14 65 52 68 75 | 87 59 36 22 41 | 26 78 63 06 55 | 13 08 27 01 50 | 15 29 39 39 43 |
| 41 | 17 53 77 58 71 | 71 41 61 50 72 | 12 41 94 96 26 | 44 95 27 36 99 | 02 96 74 30 83 |
| 42 | 90 26 59 21 19 | 23 52 23 33 12 | 96 93 02 18 39 | 07 02 18 36 07 | 25 99 32 70 23 |
| 43 | 41 23 52 55 99 | 31 04 49 69 96 | 10 47 48 45 88 | 13 41 43 89 20 | 97 17 14 49 17 |
| 44 | 60 20 50 81 69 | 31 99 73 68 68 | 35 81 33 03 76 | 24 30 12 48 60 | 18 99 10 72 34 |
| 45 | 91 25 38 05 90 | 94 58 28 41 36 | 45 37 59 03 09 | 90 35 57 29 12 | 82 62 54 65 60 |
| 46 | 34 50 57 74 37 | 98 80 33 00 91 | 09 77 93 19 82 | 74 94 80 04 04 | 45 07 31 66 49 |
| 47 | 85 22 04 39 43 | 73 81 53 94 79 | 33 62 46 86 28 | 08 31 54 46 31 | 53 94 13 38 47 |
| 48 | 09 79 13 77 48 | 73 82 97 22 21 | 05 03 27 24 83 | 72 89 44 05 60 | 35 80 39 94 88 |
| 49 | 88 75 80 18 14 | 22 95 75 42 49 | 39 32 82 22 49 | 02 48 07 70 37 | 16 04 61 67 87 |
| 50 | 90 96 23 70 00 | 39 00 03 06 90 | 55 85 78 38 36 | 94 37 30 69 32 | 90 89 00 76 33 |

# 附录二 临床研究报告规范

## 附录2-1 CONSORT声明：临床随机对照试验的报告标准

20世纪90年代中期，国际上一个由临床流行病学家、临床专业人员、统计学家和医学杂志编辑组成的课题组，花费近2年的时间制作了一个随机对照临床试验报告的规范，并在国际著名的临床医学杂志上应用。最先采用该规范的著名期刊有《美国医学会杂志（JAMA）》、美国的《新英格兰医学杂志》、英国的《柳叶刀》杂志、《英国医学杂志》和《内科学年鉴（Ann Intern Med）》等。该规范在使用5年后被更新和完善。实践应用规范的结果表明，临床试验报告的质量有了很大提高。这一报告规范称为"CONSORT（Consolidated Standards of Reporting Trials）声明"。

随后几年的调查表明，国际上随机对照试验发表的质量得到了显著提高，该规范也以多种语言版本在全世界发表。根据几年的使用和反馈意见，该小组对报告又进行了修订，由上述杂志于2001年再次发表。最新的CONSORT声明可从下列网址免费获取：http://www.consort-statement.org。

完整的随机对照试验报告应包括22条基本要素（附表1），可供临床试验研究者、杂志编辑和审稿专家对一篇随机对照试验进行核对，并督促作者按照该规范的要求撰写随机对照临床试验报告。此外，临床研究者还可根据该规范的各项条目严格设计一项随机对照临床试验。CONSORT 2010流程图见附图1。

**附表1 随机临床试验应报告的信息 CONSORT 2010 对照检查清单**

| 论文章节/主题 | 条目号 | 对照检查的条目 |
|---|---|---|
| 文题和摘要 | | |
| | 1a | 文题能识别是随机临床试验 |
| | 1b | 结构式摘要，包括试验设计、方法、结果、结论几个部分（具体的指导建议参见"CONSORT for abstracts"） |
| 引言 | | |
| 背景和目的 | 2a | 科学背景和对试验理由的解释 |
| | 2b | 具体目的或假设 |
| 方法 | | |
| 试验设计 | 3a | 描述试验设计（诸如平行设计、析因设计），包括受试者分配入各组的比例 |
| | 3b | 试验开始后对试验方法所做的重要改变（如合格受试者的挑选标准），并说明原因 |

续表

| 论文章节/主题 | 条目号 | 对照检查的条目 |
|---|---|---|
| 受试者 | 4a | 受试者合格标准 |
| | 4b | 资料收集的场所和地点 |
| 干预措施 | 5 | 详细描述各组干预措施的细节以使他人能够重复，包括它们实际上是在何时、如何实施的 |
| 结局指标 | 6a | 完整而确切地说明预先设定的主要和次要结局指标，包括它们是在何时、如何测评的 |
| | 6b | 试验开始后对结局指标是否有任何更改，并说明原因 |
| 样本量 | 7a | 如何确定样本量 |
| 随机方法 | 7b | 必要时，解释中期分析和试验中止原则 |
| 序列的产生 | 8a | 产生随机分配序列的方法 |
| | 8b | 随机方法的类型，任何限定的细节（如怎样分区组和各区组样本多少） |
| 分配隐藏机制 | 9 | 用于执行随机分配序列的机制（例如按序编码的封藏法），描述干预措施分配之前为隐藏序列号所采取的步骤 |
| 实施 | 10 | 谁产生随机分配序列，谁招募受试者，谁给受试者分配干预措施 |
| 盲法 | 11a | 如果实施了盲法，分配干预措施之后对谁设盲（例如受试者、医护提供者、结局评估者），以及盲法是如何实施的 |
| | 11b | 如有必要，描述干预措施的相似之处 |
| 统计学方法 | 12a | 用于比较各组主要和次要结局指标的统计学方法 |
| | 12b | 附加分析的方法，诸如亚组分析和校正分析 |
| 结果 | | |
| 受试者流程（极力推荐使用流程图） | 13a | 随机分配到各组的受试者例数，接受已分配治疗的例数，以及纳入主要结局分析的例数 |
| | 13b | 随机分组后，各组脱落和被剔除的例数，并说明原因 |
| 招募受试者 | 14a | 招募期和随访时间的长短，并说明具体日期 |
| | 14b | 为什么试验中断或停止 |
| 基线资料 | 15 | 用一张表格列出每一组受试者的基线数据，包括人口学资料和临床特征 |
| 纳入分析的例数 | 16 | 各组纳入每一种分析的受试者数目（分母），以及是否按最初的分组分析 |
| 结局和估计值 | 17a | 各组每一项主要和次要结局指标的结果，效应估计值及其精确性（如95%可信区间） |
| | 17b | 对于二分类结局，建议同时提供相对效应值和绝对效应值 |
| 辅助分析 | 18 | 所做的其他分析的结果，包括亚组分析和校正分析，指出哪些是预先设定的分析，哪些是新尝试的分析 |
| 危害 | 19 | 各组出现的所有严重危害或意外效应（具体的指导建议参见"CONSORT forharms"） |
| 讨论 | | |
| 局限性 | 20 | 试验的局限性，报告潜在偏倚和不精确的原因，以及出现多种分析结果的原因（如果有这种情况的话） |
| 可推广性 | 21 | 试验结果被推广的可能性（外部可靠性，实用性） |

| 论文章节/主题 | 条目号 | 对照检查的条目 |
|---|---|---|
| 解释 | 22 | 与结果相对应的解释，权衡试验结果的利弊，并且考虑其他相关证据 |
| 其他信息 | | |
| 试验注册 | 23 | 临床试验注册号和注册机构名称 |
| 试验方案 | 24 | 如果有的话，在哪里可以获取完整的试验方案 |
| 资助 | 25 | 资助和其他支持（如提供药品）的来源，提供资助者所起的作用 |

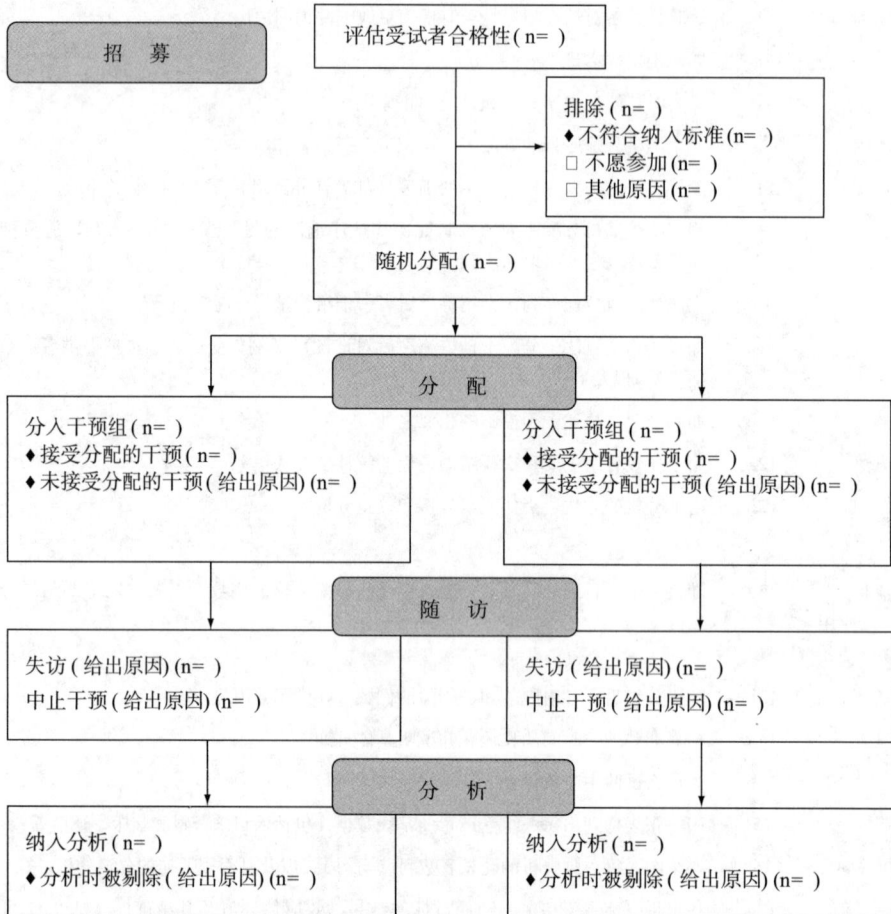

附图1　CONSORT 2010 流程图

# 附录2-2　中医药临床随机对照试验报告规范（CONSORT for TCM）

　　与 CONSORT 的宗旨一致，CONSORT forTCM 旨在提高中医药随机对照试验的报告质量，鼓励清楚、正确、规范地报告 TCM 临床研究设计的方法与结果，以便准确地解释 TCM RCTs 的报告。与 CONSORT 修订版不同，CONSORT for TCM 强调了在报告中需要特别注意对被研究药物科学背景及其应用条件的描述和介绍，以帮助国内外、行业内外的读者正确应用和引用。

我们倡议各类刊登中医药临床研究报告的医学期刊使用统一的 CONSORT for TCM。为了向作者宣传提高 RCTs 报告质量的重要性，我们鼓励该类杂志在稿约中引用 CONSORT for TCM 作为标准。

CONSORT for TCM 的使用没有版权问题，各杂志、作者和读者都可很容易地从 CONSORT、ChiCTR 和中国循证医学杂志（CJEBM）网站获得 CONSORTfor TCM 清单（附表 2）和流程图（附图 2）。

CONSORT for TCM 的作用不仅为作者提高 RCT 报告质量提供指导，也可供杂志审稿人按照清单条款作为审稿的参考标准。

附表 2　中医药临床随机对照试验报告规范清单

| 论文部分和主题 | 项目 | 描述 |
| --- | --- | --- |
| 文题和摘要 | | |
| | 1 | 文题的结构应包括干预措施、病名、设计方案，推荐文题结构为：某干预措施治疗某病某证的随机、双盲、安慰剂对照试验（下划线部分表示可根据实际设计方案修改）<br>摘要部分应包括设计方案、观察对象、试验和对照干预措施、主要结果、结论等要素。题目中应注明是中药复方或单味药 |
| 引言 | | |
| 背景 | 2 | 本研究的科学背景和原理<br>按照中医理论重点描述所使用中药的组方依据和尽量提供各中药成分的现代药理学依据<br>复方中各种中药的名称必须采用 3 种文字表示：中文（或拼音）、拉丁文、英文；药名必须采用规范名称，建议采用 WHO 公布的规范中药名。复方中各中药的用量用克，复方中药的剂量应用通用的国际单位如克、毫升表示 |
| 目的 | 3 | 研究的特定目的和假设<br>在研究目的中，必须表明临床试验目的在于评价①中药对某病的治疗效果，或②对某病的某证的治疗效果，或③对某证的治疗效果。若单纯评对证候的疗效，必须注意其基础病种 |
| 方法 | | |
| 受试者 | 4 | 受试者的纳入/排除标准及资料收集的环境和地点<br>应根据临床设计方案中对病或证的治疗选择，详细说明①病及/或证的诊断标准，②基于病及/或证的纳入与排除标准。诊断标准应采用公认的中医和西医诊断标准 |
| 干预措施 | 5 | 各组干预措施的准确资料<br>应注明处方出处；复方药物的成分、剂量、产地、炮制方法、质量控制方法与标准，同时亦应注明给药方法、时间和剂量。试验药物如为中成药，需注明生产厂家、生产批号、生产日期、有效期、原生药含量等。如果为自配方或成方修改方（如古方修改方），需注明配方及/或其变更依据，同时还需注明使用剂型、制剂过程和药物在成品中的比例、药物的质量控制标准和方法等<br>对于对照组药物，应说明选择原则。若为安慰剂，需说明安慰剂的配方组成及质量控制标准和方法<br>应根据临床试验目的选择中医和西医定义相同的一项或两项终点指标为主 |

| 论文部分和主题 | 项目 | 描述 |
|---|---|---|
| 测量指标 | 6 | 要测量指标，如病死率、生存时间等。中医症状评分、健康相关生存质量等指标应明确定义，并说明指标的测量方法和标准，如果可能，说明用于提高测量质量的方法（如多次重复观察，评估人员的培训等）。暂无金标准或较难掌握或重复的中医测量指标建议设为附加指标（additional outcomes）<br>规定结果测量时间点及终止试验的原则 |
| 样本量 | 7 | 解释确定样本量的依据 |
| 随机化<br>　序列产生方法 | 8 | 产生随机分配序列的方法，包括所有控制细节，如区组、分层 |
| 　分组隐藏 | 9 | 实施分组隐藏和分配序列隐藏的方法，并说明谁决定分组序列及决定者是否参与分配纳入受试对象 |
| 实施 | 10 | 谁产生分配序列，谁登记受试者，谁将受试者分组 |
| 盲法（隐蔽） | 11 | 受试者，实施干预和评估结果的人是否知道分组情况。如果使用盲法，描述如何设盲，评价盲法是否成功，如双模拟法的详细实施过程，揭盲的方法 |
| 统计学方法 | 12 | 按照各测量指标的资料性质分别列出分析这些资料所采用的统计学方法，如计数资料、计量资料、等级资料、生存分析等等，以及附加分析如亚组分析和校正分析的方法 |
| 结果 |  |  |
| 受试者的变动情况 | 13 | 试验各阶段受试者的变动情况（以流程图图表示）。特别是报告各组随机分配、接受治疗、完成研究方案和接受主要测量指标分析的受试者数量。描述研究计划与实施不符的情况及原因 |
| 资料收集 | 14 | 说明试验实施地点、时间区限、随访时间和资料收集方法 |
| 基线资料 | 15 | 各组的临床基线特征，对于某方治疗某病的临床疗效研究，建议列出各组的证型基线数据 |
| 分析的人数 | 16 | 分析各组的受试者数量及说明是否采用"意向性分析"。除采用相对数，还应采用绝对数说明结果（如用 10/20，而不是 50%） |
| 描述结果和效应量估计 | 17 | 按照主要和次要测量指标的顺序描述结果，除描述效应量大小，还应描述精确度，如 95% 可信区间 |
| 辅助分析 | 18 | 说明报告其他分析的多样性，包括亚组分析和校正分析，指出哪些是预期的，哪些是探索性的，对于某方治疗某病的临床疗效研究，鼓励就证型与疗效的关系进行分析 |
| 不良事件 | 19 | 各组所有重要不良事件或不良反应 |
| 讨论 |  |  |
| 解释 | 20 | 描述研究发现，解释结果，讨论研究结论的真实性程度，分析本研究潜在偏倚和可能导致结果不准确或影响真实性的原因，分析与结果多样性相关的危险性。解释结果的统计学意义和临床意义，应结合中医药理论解释结果；鼓励就复方与证型的疗效进行讨论 |
| 可推广性 | 21 | 试验结果的可推广性（外部真实性） |
| 全部证据 | 22 | 根据现有证据，全面解释结果<br>说明研究者与试验的有关利益冲突，如研究者是否为中药处方设计者，等 |

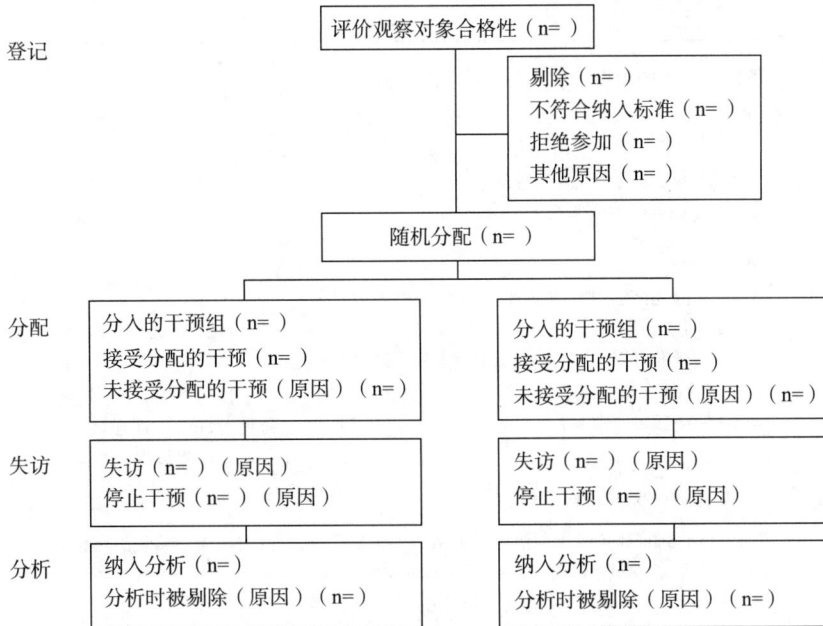

附图 2　随机对照试验不同阶段进程流程图

## 附录 2-3　报告非药物随机对照临床试验的 CONSORT 扩展声明

《CONSORT 声明》中没有专门论及那些适用于非药物治疗（如手术、技术干预、仪器设备、康复理疗、心理治疗和行为干预等）临床试验的具体问题。此外，相当多的证据表明非药物临床试验的报告仍然需要改进，因此 CONSORT 小组针对评估非药物治疗的临床试验制定了《CONSORT 扩展声明》。于 2006 年 2 月在法国巴黎组织召开了讨论会议，并就此达成了共识。与会者扩充了原有《CONSORT 声明》中的 11 项条目（附表 3），新增了 1 项条目，修改并重新制定了报告流程图（附图 3）。新制定的该声明作为《CONSORT 声明》的一个特殊扩展，能在报告、评价和应用非药物临床试验时帮助编辑、系统评价者、试验设计者和决策者评估非药物试验报告中的信息，判定其结论是否适用，以及干预措施是否可行、可否被接受。

附表 3　CONSORT 非药物试验扩展 2010 版清单

| 章节/主题 | 条目 | CONSORT2010 声明：清单条目，描述： | 非药物试验的 CONSORT 扩展附加条目：增加内容 |
|---|---|---|---|
| 题目和摘要 | | | |
| | 1.a | 文题能识别是随机临床试验 | 在摘要中描述试验措施、对照措施、医护提供者、试验中心和施盲情况 |
| | 1.b | 包括试验设计、方法、结果、结论的结构式摘要；具体参见 CONSORT 摘要指南 | |

续表

| 章节/主题 | 条目 | CONSORT2010 声明：清单条目，描述： | 非药物试验的 CONSORT 扩展附加条目：增加内容 |
|---|---|---|---|
| 引言 | | | |
| 背景和目的 | 2. a | 科学背景和合理性解释 | |
| | 2. b | 特定目的或假设 | |
| 方法 | | | |
| 试验设计 | 3. a | 描述试验设计（如平行设计、析因设计），包括分配比例 | |
| | 3. b | 试验开始后对试验方法所做的重要改变（如合格受试者的入选标准），并说明原因 | |
| 受试者 | 4. a | 受试者合格标准 | 条件允许时，详述试验中心以及实施干预者的合格标准 |
| | 4. b | 资料收集的场所和地点 | |
| 干预措施 | 5 | 详细描述各组干预措施的细节以使他人能够重复，包括干预的实际时间、如何实施干预 | 精确地描述试验措施和对照措施的细节 |
| 结局指标 | 6. a | 完整而确切地说明预先设定的主要和次要结局指标，包括它们是如何、何时测量的试验开始后对结局指标是否有任何更改，并说明原因 | |
| | 6. b | 如何确定样本量 | |
| 样本量 | 7. a | 如存在相应情况，解释中期分析和试验中止的原则 | 如存在相应情况，详述是否及如何由医护人员或中心将患者分类 |
| | 7. b | | |
| 随机方法 | | | |
| 序列的产生 | 8. a | 产生随机分配序列的方法 | 如存在相应情况，如何分配医护人员到各试验组 |
| | 8. b | 随机方法的类型，任何限定的细节（如分段和各段样本量） | |
| 隐蔽分组 | | 用于执行随机分配序列的机制（如顺序编码的容器），描述干预措施分配之前为隐藏序列号所采取的步骤 | |
| 实施 | 10 | 谁生成随机分配序列，谁纳入受试者，谁给受试者分配干预措施 | |
| 盲法 | 11. a | 如果实施了盲法，分配干预措施后对谁设盲（如受试者、医护提供者、结局评估者），以及如何实施的 | 是否在分组时对联合干预实施者设盲。如果设盲，设盲的方法及描述干预措施的相似之处 |
| | 11. b | 如有相关情况，描述干预措施的相似之处 | |
| 统计学方法 | 12. a | 用于比较各组主要和次要结局指标的统计学方法 | 如有相关情况，描述是否及如何由医护人员或中心将患者分类 |
| | 12. b | 附加分析的方法，如亚组分析和校正分析 | |

续表

| 章节/主题 | 条目 | CONSORT2010 声明：清单条目，描述： | 非药物试验的 CONSORT 扩展附加条目：增加内容 |
|---|---|---|---|
| **结果** | | | |
| 受试者流程（极力推荐使用流程图） | 13. a | 随机分配到各组的受试者例数，接受已分配治疗的例数，以及纳入主要结局指标分析的例数 | 每组中实施干预的医护人员或中心数量以及每个医护人员或在每个试验中心治疗的患者例数 |
| | 13. b | 随机分组后，各组脱落或被剔除的例数，并说明原因 | |
| 干预的实施 | | | 实施过程中描述试验措施和对照措施的细节 |
| 招募受试者 | 14. a | 招募和随访期的具体日期 | |
| | 14. b | 为什么试验中断或停止 | |
| 基线资料 | 15 | 用一张表格列出每组受试者的基线数据，包括人口学资料和临床特征 | 尽可能描述每组中的医护提供者（病例数量、资质、专业技能等）和中心（数量） |
| 纳入分析的例数 | 16 | 各组纳入每种分析的受试者数（分母），以及是否按最初的分组分析 | |
| 结局和估计值 | 17. a | 各组每项主要和次要结局指标的结果，效应量估计值及其精确性（如95% 可信区间） | |
| | 17. b | 对于二分类结局，建议同时提供绝对和相对效应值 | |
| 辅助分析 | 18 | 所做的其他分析结果，包括亚组分析和校正分析，区分预先设定的分析和新尝试的分析 | |
| 危害 | 19 | 各组出现的所有严重危害或意外效应，见特定指南危害 CONSORT（CONSORT for Harms） | |
| **讨论** | | | |
| 局限性 | 20 | 试验的局限性，报告偏倚、不精确以及多重分析（如有）的潜在来源 | |
| 可推广性 | 21 | 试验结果的可推广性（外部真实性、适用性） | 根据试验涉及的干预、对照、患者以及医护人员和中心得出的试验结果的可推广性（外部真实性） |
| 解释 | 22 | 与结果相对应的解释、权衡试验结果的利弊，并考虑其他相关的证据 | 此外，还要考虑对照的选择，缺乏盲法或部分盲法，各组医护人员或中心专业技能的不一致 |
| **其他信息** | | | |
| 试验注册 | 23 | 临床试验注册号和注册机构名称 | |
| 试验方案 | 24 | 如可能，可获得完整的试验方案的地方 | |
| 资助 | 25 | 资金和其他支持的来源（如提供药品），资助者所起的作用 | |

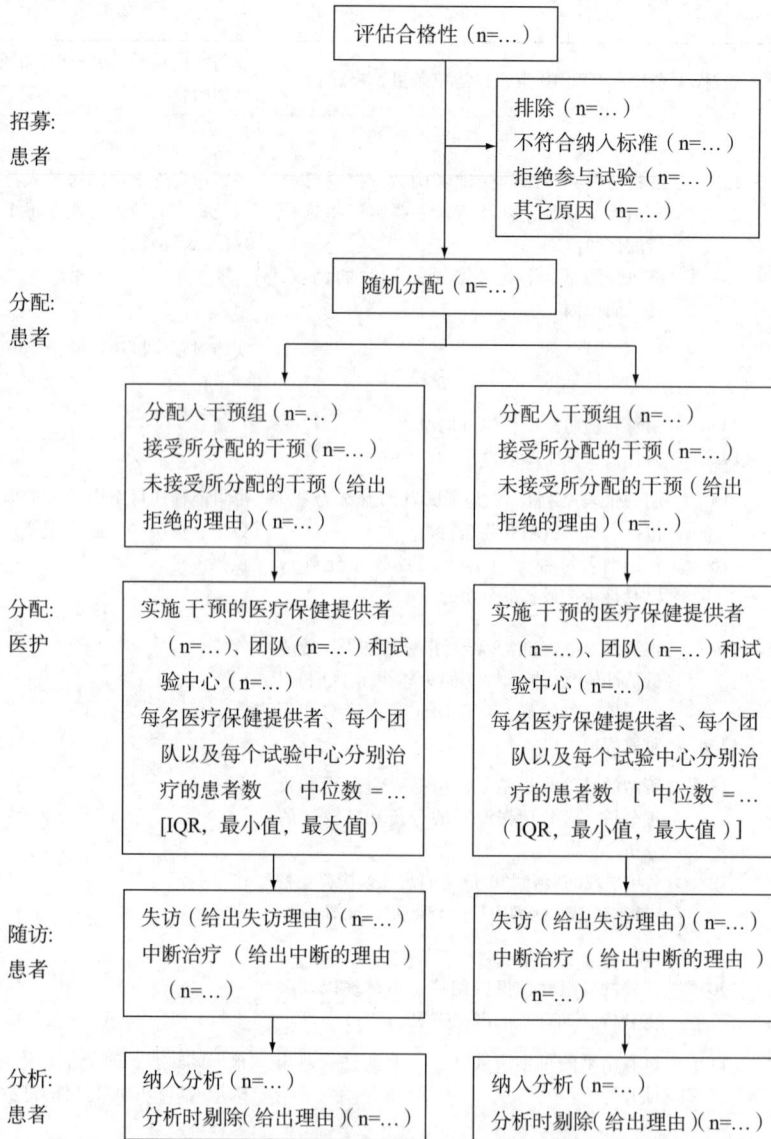

附图 3　报告非药物随机对照临床试验的修订版 CONSORT 流程图

## 附录 2 - 4　针刺临床试验干预措施报告标准修订版 STRICTA 2010（CONSORT 声明的扩展）

"针刺临床试验干预措施报告标准"（Standardsfor Reporting Interventions in Clinical Trials ofAcupuncture，STRICTA）2010 对《报告非药物随机对照临床试验的 CONSORT 扩展声明》（见附录 2 - 3）条目 5 进行了扩展，包含 6 项条目及 17 条二级条目。这些条目为报告针刺治疗的合理性、针刺的细节、治疗方案、其他干预措施、治疗师的背景以及对照或对照干预提供了指南（附表 4）。

**附表4　针刺临床试验中报告干预措施时需包含的信息（STRICTA 2010）**

| 条目 | | 细节 |
|---|---|---|
| 1. 针刺治疗的合理性 | 1a | 针刺治疗的类型（如中医针刺、日本汉方医学针刺、韩国韩医针刺、西医针刺、五行针刺、耳针等） |
| | 1b | 提供针刺治疗的理由、依据的历史背景、文献来源、和/或共识，均需有适当的参考文献 |
| | 1c | 说明何种治疗发生了改变 |
| 2. 针刺细节 | 2a | 每一受试对象每一治疗单元用针的数目（需要时用均数和范围表示） |
| | 2b | 使用的穴位名称（单侧/双侧）（如无标准名称则说明位置） |
| | 2c | 进针的深度，采用指定的计量单位，或特定的组织层面 |
| | 2d | 引发的机体反应（如得气或肌肉抽搐反应） |
| | 2e | 针刺激方式（如手工行针刺激和电刺激） |
| | 2f | 留针时间 |
| | 2g | 针具类型（直径、长度和生产厂家或材质） |
| 3. 治疗方案 | 3a | 治疗单元数 |
| | 3b | 治疗单元的频数和持续时间 |
| 4. 辅助干预措施 | 4a | 对针刺组施加的其他附加干预的细节（如灸、拔罐、中药、锻炼、生活方式建议） |
| | 4b | 治疗场所和相关信息，包括对治疗师的操作指南以及给患者的信息和解释 |
| 5. 治疗师的背景 | 5 | 对参与研究的针灸师的描述（资质或从业部门、从事针刺实践时间、其他相关经历） |
| 6. 对照或对照干预 | 6a | 援引资料证明研究相关信息中选择对照或对照措施的合理性 |
| | 6b | 精确地描述对照或对照措施。如果采用假针刺或其他任何一种类似针刺对照，按照上述条目1到3详细描述 |

## 附录2-5　非随机对照研究报告标准（TREND）

**附表5　非随机对照研究报告标准清单**

| 项目 | 条目 | 描述 |
|---|---|---|
| 题目和摘要 | 1 | 告知干预措施如何分配 |
| 结构式摘要 | | |
| 引言 | | |
| 背景 | 2 | 理由 |
| 方法 | | |
| 参加者 | 3 | 入选标准包括不同水平的入选标准，样本量<br>入选方法（转诊还是自我选择）<br>入选场所<br>收集资料场所 |
| 干预 | 4 | 对每种情况的干预详细说明，何时为何入选，给什么措施<br>给予的方法，怎样给予<br>如何分组给予<br>谁来执行给予<br>场所，干预措施在什么场合给予<br>干预量和时间：给多少次，多少时间<br>间隔时间是多少<br>增加依从性的方法 |

续表

| 项目 | 条目 | 描述 |
|------|------|------|
| 目的 | 5 | 目的与假设 |
| 结局 | 6 | 确定测定的主要和次要结果<br>收集资料的方法，用于提高测定质量的方法<br>检测仪器的准确性 |
| 样本量 | 7 | 样本量如何确定，必要时解释中期分析和中止原则 |
| 分配方法 | 8 | 分配的单位（如个人、组别或社区）<br>分配方法（区组、分层，最小化）<br>减少由于非随机所造成的偏倚所采用的入选方法 |
| 盲法 | 9 | 给予干预者和测定结果者并不知道受检对象是哪一组的<br>应陈述如何采用盲法，对谁盲 |
| | 10 | 措施测定干预结果的最小单位，如果分配的，单位与测定单位不同时应加以说明 |
| 统计方法 | 11 | 用于比较研究组主要结果的统计方法，包括相关分析的复杂方法<br>用于每亚分析和矫正分析等附加分析的统计方法<br>输入失访资料的方法<br>统计资料和程序 |
| 结果 | | |
| 参加的流程图 | 12 | 用图表示每一个研究阶段的流程，图包括入选、分配、入组、<br>干预方法、随访分析<br>入选：筛查入选时、入选和落选、最后进入研究的人数<br>分配：进入研究被分配人数<br>入组与干预：被分配到每一组的人数和接受每一种干预的人数<br>随访：完成随访的人数及未完成随访人数<br>分析：包括的参加人数，从主要分析中排除的人数<br>描述：方案与研究计划的偏差理由 |
| 募集 | 13 | 确定的募集期限和随访时间 |
| 基线资料 | 14 | 参与者及人口学和临床特征资料<br>与特殊疾病相关的预防性研究和一种研究情况的基线特征<br>与失访人群的基线比较<br>研究人群的基线与感兴趣目标人群之间比较 |
| 基线相等性 | 15 | 基线资料组间相等性比较和用于推测基线差异的统计学方法 |
| 计数分析 | 16 | 参加者数字（分母）被包括在每种分析中特别是不同结果的分母变化时，必要时以绝对数字表示<br>说明分析是否是按意愿分析，如果不是，描述如何处理非依从者 |
| 结果估计 | 17 | 总结每一个主要和次要的结果，估计其效应大小和精确度（95% CI）<br>包括无效和阴性结果 |
| 辅助分析 | 18 | 总结进行的其他分析，包括亚组和限制分析，提示哪些是预定的，哪些是探索性的 |
| 不良事件 | 19 | 各组所有的不良事件 |
| 讨论 | | |
| 解释 | 20 | 解释结果说明研究的假设分析偏倚的原因，测量不精确，多重性分析和研究的其他局限性及不足处 |
| 可推广性 | 21 | 研究结果可推广性（外部有效性）说明研究人群、干预特点、随访长度、依从性、研究场所 |
| 证据 | 22 | 对于从研究结果得到的当前证据和结论总的说明解释 |

## 附录2-6 观察性研究的报告编制

### 附表6 STROBE申明：必需项目清单第3版（2005年9月）

| 条目 | | 队列研究 | 病例对照研究 | 横断面研究 |
|---|---|---|---|---|
| 题目和摘要 | 1 | ①在题目或摘要中有"队列研究" | ①在题目或摘要中有"病例对照研究" | ①在题目或摘要中有"横断面研究" |
| | | ②摘要应当是全文的一个内容丰富、结构化的摘要，包括了清单里的重要项目 | | |
| 前言 | | | | |
| 背景/原理 | 2 | 对所报告的研究背景和原理进行解释 | | |
| 目标 | 3 | 阐明研究目标，包括任何预先确定的假设 | | |
| 方法 | | | | |
| 研究设计 | 4 | 陈述研究设计中的重要内容，如果文章是来自正在进行研究的系列文章之一，应陈述原始研究的目的 | | |
| 研究现场 | 5 | 描述研究现场、数据收集的具体场所和时间范围 | | |
| 研究对象 | 6 | ①描述纳入和排除标准，研究对象的来源和选择方法 | ①分别给出病例和对照的纳入和排除标准，来源和选择方法 | 描述纳入和排除标准，研究对象的来源和选择方法 |
| | | ②描述随访的时间范围和方法 | ②给出精确的病例诊断标准和对照选择的原理 | |
| | | | ③对匹配研究，应描述匹配标准和每个病例匹配的对照数 | |
| 研究变量 | 7 | 对所有感兴趣的研究变量列出明确定义，并区分结局、暴露、潜在预测因子，潜在的混杂因子或效应修正因子 | | |
| 测量 | 8* | 对每个所研究变量，描述详细的测量方法，还应描述各组之间测量方法的可比性 | | |
| 偏倚 | 9 | 对可能的潜在偏倚进行描述 | | |
| 样本大小 | 10 | 描述决定样本大小的原理，包括统计学计算和实际考虑 | | |
| 统计学方法 | 11 | ①描述统计方法，包括控制混杂的方法 | | |
| | | ②描述对失访和缺失值的处理 | ②描述匹配值和缺失值的处理 | ②描述设计效应和缺失值的处理 |
| | | ③ 如果可能，应描述亚组分析和敏感性分析的方法 | | |
| 计量变量 | 12 | ①解释计量变量如何分析，如怎样选择分组 | | |
| | | ②如果可能，给出连续分析和分组分析的结果 | | |
| 资助 | 13 | 给出当前研究的资助（如果可能，给出原始研究的资助情况） | | |

| 条目 | | 队列研究 | 病例对照研究 | 横断面研究 |
|---|---|---|---|---|
| 结果 | | | | |
| 研究对象 | 14* | ①报告研究的各个阶段研究对象的数量，如可能合格的数量、被检验是否合格的数量、证实合格的数量、纳入研究的数量、完成随访的数量和分析的数量 | | |
| | | ②描述各个阶段未能参与者的原因 | | |
| | | ③推荐适用流程图 | | |
| | | ④报告研究对象征集的时间范围 | | |
| | | ⑤匹配研究应给出每个病例对应对照数量的分布 | | |
| 描述性资料 | 15* | ①描述研究对象的特征（如人口学、临床和社会特征）以及关于暴露和潜在混杂因子的信息 | | |
| | | ②指出每个研究变量数据的完整程度 | | |
| | | ③总结平均的和总的随访数量以及随访天数 | | |
| 结局资料 | 16* | 报告发生结局时间的数量或综合指标 | 报告各个暴露类别的数量 | 报告结局时间的数量或综合指标 |
| 主要结果 | 17 | ①陈述未调整的和按照混杂因子调整单关联强度、精确度（如95% CI）。阐明按照哪些混杂因素进行调整以及选择这些因素，未选择其他因素的原因 | | |
| | | ②对计量变量分组进行的比较要报告每组观察值的范围或中位数 | | |
| | | ③对有意义的危险因素，可以把相对危险度转化成绝对危险度 | | |
| | | ④报告按照实际目标人群的混杂因子和效应修正因子的分布进行标化的结果 | | |
| 其他分析 | 18 | 报告进行的其他分析，如亚组分析和敏感分析 | | |
| 讨论 | | | | |
| 重要结果 | 19 | 概括与研究假设有关的重要结果 | | |
| 局限性 | 20 | ①结合潜在偏倚和不精确的来源，讨论研究的局限性，以及分析、暴露和结局存在多样性时出现的问题；讨论所有可能偏倚的方向和大小 | | |
| | | ②关于研究局限性的讨论不应取代定量的敏感性分析 | | |
| 可推广性 | 21 | 讨论研究结果的可推广性（外推有效性） | | |
| 解释 | 22 | 结合当前证据和研究局限，谨慎给出一个总体的结果解释，并注意其他可替代的解释 | | |

*在病例研究中分别给出病例和对照的信息，如果可能，在队列研究和横断面研究里给出暴露组和未暴露组的信息

# 附录 2-7 诊断试验正确性的报告标准（STARD 2003）

**附表 7 诊断试验正确性的报告标准项目清单**

| 项目 | 条目 | 描述 |
|---|---|---|
| 题目、摘要、关键词 | 1 | 确定该文章是研究诊断试验正确性的（推荐的关键词对 PsycINFO 为 diagnosticefficiency，推荐 MeSH 为 Medline 的是敏感性和特异性） |
| 引言 | 2 | 陈述研究的问题或目的，例如估计诊断试验的正确性或比较试验之间或不同组别之间的正确性 |
| 方法 | | |
| | 3 | 描述研究人群，入选或排除标准，收集资料的场所 |
| | 4 | 描述被研究者情况，是否是基于症状选择患者，从前一项试验结果挑选，被研究者是否同时接受新试验和参考试验 |
| | 5 | 描述被研究者样本，是否是符合上述第 3、第 4 条目标准的连续进入者，如果不是，则是否描述如何进一步选择患者 |
| | 6 | 资料收集的描述，是前瞻性（做新试验和参考试验前计划好）还是回顾性资料 |
| 试验方法 | 7 | 描述参考试验及成为参考试验的合理性 |
| | 8 | 描述所涉及的材料和方法的技术特点，包括如何和何时测定，新试验和参考试验所引的文献 |
| | 9 | |
| | 10 | 描述新试验和参考试验结果所确定的单位、临界点、分类的合理性 |
| | 11 | 描述对新试验和参考试验读数和操作人员的人数和培训情况<br>对新试验和参考试验进行结果测定者是否设盲，有无提供其他临床信息给他们 |
| 统计方法 | 12 | 计算及比较诊断正确性的测定和统计方法，包括95%可信区间 |
| | 13 | 描述测定试验可重复性的方法 |
| 结果 | | |
| 被研究者 | 14 | 报告进入和试验结束时日期 |
| | 15 | 报告临床和被研究者一般状况，如年龄、性别、症状谱，同时存在的疾病，目前治疗和纳入的中心 |
| | 16 | 描述有多少符合纳入条件者进入或没能进入这两个试验组，以及为什么他们不能接受试验（最好用图表表示） |
| 试验结果 | 17 | 报告从做新试验和参考试验之间间隔的时间，在此间隔时间中有无经过任何治疗 |
| | 18 | 报告疾病严重度的分配情况及对照组的具体情况 |
| | 19 | 报告新试验与参考试验比较的所有结果（包括不确定结果和遗漏的结果），对于连续性结果报告两种试验情况的分布情况 |
| | 20 | 报告在进行这两种试验时发生的不良反应 |
| 评估 | 21 | 报告试验的正确性和95% CI |
| | 22 | 报告如何处理新试验出现的不确定结果和遗漏的结果 |
| | 23 | 报告对试验可变性的估计包括在不同操作者、不同中心或亚组的测定结果 |
| | 24 | 报告对试验可重复性的评估 |
| 讨论 | 25 | 讨论研究发现的临床适用性 |

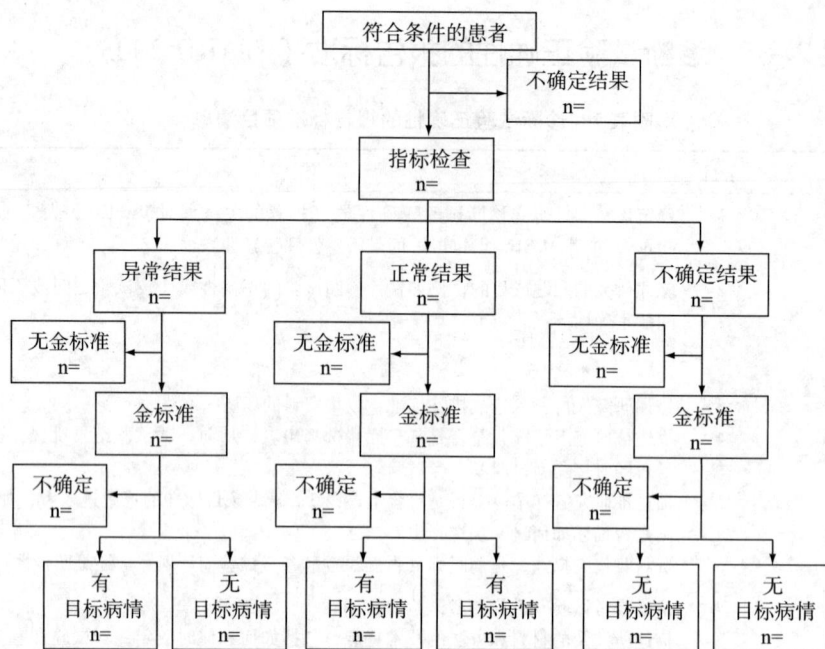

附图4 诊断准确性研究典型流程

# 附录三 系统综述和 Meta 分析
# 报告标准（PRISMA）

## （Preferred Reporting Items for Systematic Reviews and Meta – Analyses，PRISMA）

附表 8　系统综述或 Meta 分析报告条目清单

| 项目 | 编号 | 条目清单 |
|---|---|---|
| **标题** | | |
| 标题 | 1 | 明确本研究报告是系统综述、meta 分析. 还是两者兼有 |
| **摘要** | | |
| 结构式摘要 | 2 | 提供结构式摘要包括背景、目的、资料来源、纳入研究的标准、研究对象和下预措施、研究评价和综合的方法、结果、局限性、结论和主要发现、系统综述的注册号 |
| **前言** | | |
| 理论基础 | 3 | 介绍当前已知的研究理论基础 |
| 目的 | 4 | 通过对研究对象、干预措施、对照措施、结局指标和研究类型（participants, interventions, comparisons, outcomes, study design, PICOS）5 个方面为导向的问题提出所需要解决的清晰明确的研究问题 |
| **方法** | | |
| 方案和注册 | 5 | 如果已有研究方案，则说明方案内容并给出可获得该方案的途径（如网址），并且提供现有的已注册的研究信息，包括注册号 |
| 纳入标准 | 6 | 将指定的研究特征（如 PICOS 和随访的期限）和报告的特征（如检索年限、语种和发表情况）作为纳入研究的标准，并给出合理的说明 |
| 信息来源 | 7 | 针对每次检索及最终检索的结果描述所有文献信息的来源（如资料库文献，与研究作者联系获取相应的文献） |
| 检索 | 8 | 至少说明一个资料库的检索方法，包含所有的检索策略的使用，使得检索结果可以重现 |
| 研究选择 | 9 | 说明纳入研究被选择的过程（包括初筛、合格性鉴定及纳入系统综述等步骤，据实还可包括纳入. meta 分析的过程） |
| 资料提取 | 10 | 描述资料提取的方法（例如预提取表格、独立提取、重复提取）以及任何向报告作者获取或确认资料的过程 |
| 资料条目 | 11 | 列出并说明所有资料相关的条目（如 PICOS 和资金来源），以及做出的任何推断和简化形式 |
| 单个研究存在的偏倚 | 12 | 描述用于评价单个研究偏倚的方法（包括该方法是否用于研究层面或结局层面），以及在资料综合中该信息如何被利用 |
| 概括效应指标 | 13 | 说明主要的综合结局指标，如危险度比值（risk ratio）、均值差（difference in means） |
| 结果综合 | 14 | 描述结果综合的方法，如果进行了 meta 分析. 则说明异质性检验的方法 |
| 研究偏倚 | 15 | 详细评估可能影响数据综合结果的可能存在的偏倚（如发表偏倚和研究中的选择性报告偏倚） |
| 其他分析 | 16 | 对研究中其他的分析方法进行描述（如敏感性分析或亚组分析，meta 回归分析），并说明哪些分析是预先制定的 |

续表

| 项目 | 编号 | 条目清单 |
|---|---|---|
| 结果 | | |
| 研究选择 | 17 | 报告初筛的文献数，评价符合纳入标准的文献数以及最终纳入研究的文献数．同时给出每一步排除文献的原因，最好提供流程图 |
| 研究特征 | 18 | 说明每一个被提取资料的文献的特征（如样本含量、PICOS 和随访时间）并提供引文出处 |
| 研究内部偏倚风险 | 19 | 说明每个研究中可能存在偏倚的相关数据，如果条件允许，还需要说明结局层面的评估（见条目12） |
| 单个研究的结果 | 20 | 针对所有结局指标（有效性或有害性），说明每个研究的各干预组结果的简单合并（a），以及综合效应值及其可信区间（b），最好以森林图形式报告 |
| 结果的综合 | 21 | 说明每个 meta 分析的结果，包括可信区间和异质性检验的结果 |
| 研究间偏倚 | 22 | 说明研究间可能存在偏倚的评价结果（见条目15） |
| 其他分析 | 23 | 如果有给出其他分析的结果（如敏感性分析或亚组分析，meta 一回归分析，见条目16） |
| 讨论 | | |
| 　证据总结 | 24 | 总结研究的主要发现，包括每一个主要结局的证据强度；分析它们与主要利益集团的关联性（如医疗保健的提供者、使用者及政策决策者） |
| 局限性 | 25 | 探讨研究层面和结局层面的局限性（如偏倚的风险），以及系统综述的局限性（如检索不全面，报告偏倚等） |
| 结论 | 26 | 给出对结果的概要性的解析，并提出对未来研究的提示 |
| 资金支持 | | |
| 资金 | 27 | 描述本系统综述的资金来源和其他支持（如提供资料）以及资助者在完成系统综述中所起的作用 |

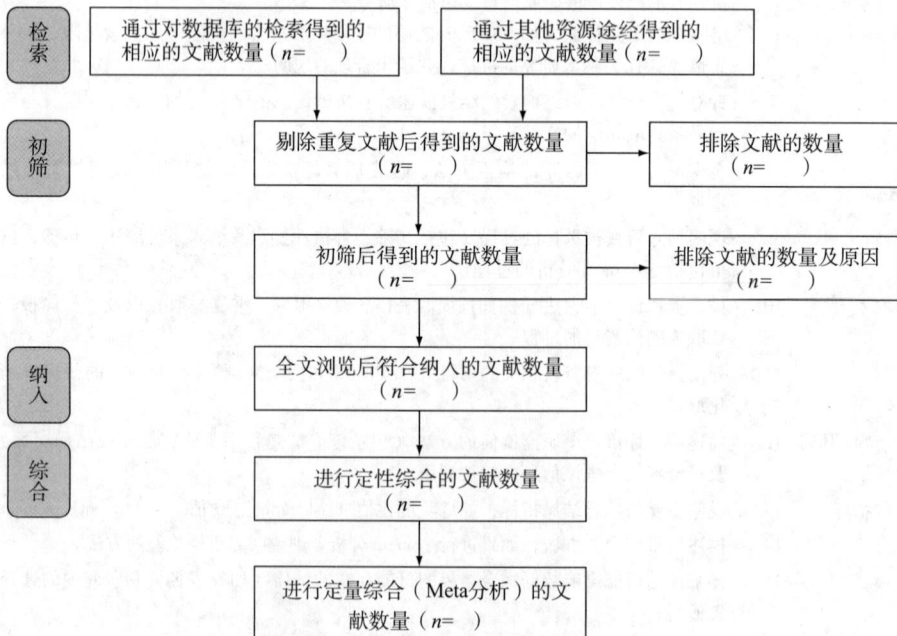

附图 5　系统综述各阶段信息收集流程图